常见病奇效秘验方系列

痛风
奇效秘验方

总　主　编◎吴少祯

执行总主编◎王醊恩　　贾清华　　蒲瑞生

主　　　编◎巩振东

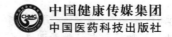

中国健康传媒集团
中国医药科技出版社

内 容 提 要

　　本书精选了中医药治疗痛风的灵验效方600余首，包括内服方、外用方、内外合治方等，并且对每首方剂的功效、主治都加以详细说明，反映了中医药治疗痛风的最新研究进展和研究成果，内容丰富，通俗易懂，具有较强的实用价值。本书既可供临床医生、科研人员及中医院校师生参阅，也可作为普及痛风相关知识的科普书，供广大痛风患者及家属阅读参考。

图书在版编目（CIP）数据

　　痛风奇效秘验方 / 巩振东主编 . — 北京：中国医药科技出版社，
2023.3（2024.10重印）

　　（常见病奇效秘验方系列）

　　ISBN 978-7-5214-2599-4

　　Ⅰ.①痛…　Ⅱ.①巩…　Ⅲ.①痛风 – 验方 – 汇编　Ⅳ.① R289.51

　　中国版本图书馆 CIP 数据核字（2021）第 132530 号

美术编辑　陈君杞
版式设计　南博文化

出版　**中国健康传媒集团**｜中国医药科技出版社
地址　北京市海淀区文慧园北路甲 22 号
邮编　100082
电话　发行：010-62227427　邮购：010-62236938
网址　www.cmstp.com
规格　880×1230mm $^1/_{32}$
印张　9 $^1/_8$
字数　235 千字
版次　2023 年 3 月第 1 版
印次　2024 年 10 月第 3 次印刷
印刷　大厂回族自治县彩虹印刷有限公司
经销　全国各地新华书店
书号　ISBN 978-7-5214-2599-4
定价　**35.00 元**

获取新书信息、投稿、为图书纠错，请扫码联系我们。

《常见病奇效秘验方系列》

编委会

总　主　编◎吴少祯

执行总主编◎王馥恩　贾清华　蒲瑞生

编　　　委（按姓氏笔画排序）

编委会

主　　　编◎巩振东

副　主　编◎李翠娟　呼　睿　孟红茹

出版说明

中医方剂，肇自汤液，广于伤寒。在中医的历史长河中，历代医家留下了数以万计的验方、效方。从西汉的《五十二病方》，到明代的《普济方》，再到今天的《中医方剂大辞典》，本质上都是众多医家效验方的集录。这些优秀的效方、验方凝聚了古今医家的智慧和心血，为我们提供了宝贵的经验。

为此，我们组织专家编写了《常见病奇效秘验方系列》丛书，本套丛书包括儿科疾病奇效秘验方、颈肩腰腿痛奇效秘验方、消化系统疾病奇效秘验方、肝胆病奇效秘验方、痛风奇效秘验方、皮肤病奇效秘验方、关节炎奇效秘验方、失眠抑郁奇效秘验方、妇科疾病奇效秘验方、糖尿病奇效秘验方、神经痛奇效秘验方、高血压奇效秘验方、肺病奇效秘验方、中医美容奇效秘验方、便秘奇效秘验方，共计15个分册。每首验方适应证明确，针对性强，疗效确切，是临床医师、中医药学子和广大中医爱好者的必备参考书；同时，患者可对症找到适合自己的效验方，是患者家庭用药的便捷指导手册。

需要说明的是，原方中有些药物，按现代药理研究是有毒性或不良反应的，如附子、川乌、草乌、马钱子、木通、山慈菇、细辛等，这些药物大剂量、长期使用易发生中毒反应，故在使用之前，务必请教一下专业人士。

本套丛书在编写过程中，参阅了诸多文献资料，谨此对原作者表示衷心感谢！另外，书中难免会有疏漏之处，敬请广大读者提出宝贵意见。

中国医药科技出版社

2023 年 2 月

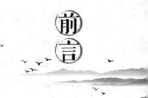

前言

　　痛风是由嘌呤代谢紊乱引起尿酸盐沉积在体内不能排泄导致各种炎症反应的一种代谢性风湿病。临床上主要表现为高尿酸血症和痛风石性慢性关节炎，严重者可导致关节活动障碍，甚至累及肾脏时可引起尿酸性肾结石，最终可导致慢性肾功能不全、肾衰竭等。近年来，随着我国人民生活饮食习惯的改变，痛风的发病率逐年升高，而且呈现低龄化趋势。有调查显示痛风的发生与遗传、种族、环境、饮食习惯、经济发展状况、文化水平关联紧密。此外，进食富含高嘌呤的食物，饮酒、疲劳等与痛风发作也可能相关。

　　痛风是代谢性疾病，容易诱发其他代谢性障碍疾病，如高血压、糖尿病、高脂血症、甲状腺功能障碍、中风和冠心病等，具有较高的发病率及死亡率，直接威胁着人们的健康。

　　目前，西医对于痛风的治疗主要以对症处理和降尿酸为主，其药物的毒副作用较明显。中医治疗痛风具有较为悠久的历史，历代医家把痛风归属于"痹证""历节"等范畴，其主要病因可归纳为风、寒、湿、热、痰、瘀等留滞关节及其他脏腑，加之劳逸不当，气候、饮食及环境等相关因素，而发作为痛风。中医治疗痛风独具优势，不仅毒副作用小，而且标本兼治，应用广泛。

　　本书精选国内公开出版发行的专业期刊和著作，总结了中医药治疗痛风的最新研究进展和研究成果，将临床实践证明疗效确切的灵验效方600余首编著成册，并从处方的组成、用法、功效、主治、来源等五个方面对选方进行了较全面的介绍，旨在为广大临床医生、科研人员及中医院校师生提供参考，也可作为普及痛风相关知识的科普书。但疾病是复杂的，患者必须在专业医生指导下辨证使用本书中的方剂。

本书在编撰过程中，参考了大量的相关文献资料，在此向原作者表示最衷心的感谢。为保持验方原貌，凡入药成分涉及国家禁猎和保护动物的（如虎骨、穿山甲等），原则上不改，但在临床应用时，应使用相关的代用品。此外，某些方剂中运用了古代剂量单位及含有有毒药物的，在临证中应根据患者病情灵活、谨慎应用。本书第一章高尿酸血症、第四章痛风性肾病由巩振东撰写，第二章急性痛风性关节炎由呼睿撰写，第三章慢性痛风性关节炎由李翠娟、孟红茹撰写。由于编者水平所限，书中难免存在疏漏之处，敬请广大读者指正！

编者

2022年10月

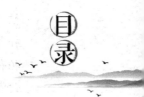

目录

第一章　高尿酸血症

高尿酸血症（hyperuricemia，HUA）是指在正常嘌呤饮食状态下，非同日两次空腹血尿酸水平男性血尿酸>420μmol/L，女性血尿酸>360μmol/L。无症状性高尿酸血症指患者仅有高尿酸血症而无关节炎、痛风石、尿酸结石等临床症状。发病率在成年男性占5%~7%，患者未曾发作痛风性关节炎，只是血液化验时发现尿酸浓度超过正常值。但并不是所有的高尿酸血症患者都会发展到痛风阶段，只有5%~12%的高尿酸血症患者会出现痛风发作，有的人终身血尿酸浓度偏高，可不出现痛风症状，但痛风患者一定伴有高尿酸血症。

高尿酸血症在中医学历代文献中均无单独记载，常与痛风一病密切相关，其发生原因多是由于先天禀赋不足，情志失调，或调摄不慎，平素过食醇酒辛辣、膏粱厚味之品等因素伤及脾胃，脾失健运，水谷不化，"浊毒"随之而生。久病及肾，脾肾俱虚，造成湿、热、痰、瘀、毒邪痹阻而成。临床治疗，既要补脾益肾，治病求本，又要降浊化瘀，标本兼治。

第一节　内服方

～～・半夏泻心汤加味・～～

【组成】法半夏15克，黄芩10克，人参10克，黄连5克，干姜10克，土茯苓15克，绵萆薢10克，炙甘草10克，大枣3枚。

【用法】每日1剂，煎至200毫升，早、晚餐后温服。连服8周。

【功效】辛开苦降，分消寒热，健脾和胃。

【主治】高尿酸血症（寒湿困脾型）。

【来源】湖南中医药大学学报，2019，39（12）

⌒· 痛风方1 ·⌒

【组成】土茯苓30~120克，萆薢15~20克，晚蚕沙（包煎）15克，威灵仙12~15克，车前子（包煎）15克，鬼箭羽15克，泽兰30克，赤芍20克。

【用法】每日1剂，煎至200毫升，早、晚餐后温服。

【功效】泄浊化瘀。

【主治】高尿酸血症（浊瘀内阻、经脉不利型）。

【来源】江苏中医药，2014，46（12）

⌒· 痛风方2 ·⌒

【组成】滑石（包煎）30克，盐泽泻30克，茵陈15克，姜黄15克，防己15克，桂枝15克，法半夏15克，山慈菇15克，土茯苓15克，赤芍15克，葛根15克，生甘草10克。

【用法】每日1剂，水煎分3次服用，连服2周。

【功效】清热，除湿，通络，止痛。

【主治】高尿酸血症（湿热蕴结型）。

【来源】痛风方治疗高尿酸血症的临床研究，成都中医药大学（硕士学位论文），2019

⌒· 加味四妙散 ·⌒

【组成】苍术20克，白术20克，黄柏10克，川牛膝15克，薏苡仁30克，蚕沙（包煎）10克，木瓜20克，威灵仙15克，车前子（包煎）15克，海桐皮15克，土茯苓20克，白花蛇10克，猪苓15克，金银花10克。

【用法】每日1剂，水煎服，连服20天。

【功效】健脾益气除湿，清浊解毒排毒。

【主治】高尿酸血症（湿浊内蕴型）。

【来源】实用中医药杂志，2014，30（10）

ᨆ᠂ 加味六君子汤 ᨆ᠂

【组成】党参9克，茯苓9克，生白术12克，甘草6克，清半夏12克，陈皮9克。

【用法】免煎颗粒，每日1剂，分早、晚2次开水冲服，连服12周。

【功效】健脾泄浊除湿。

【主治】高尿酸血症（脾虚湿盛型）。

【来源】中国医药导报，2019，16（12）

ᨆ᠂ 加味五苓散1 ᨆ᠂

【组成】猪苓、茯苓各20克，泽泻12克，白术15克，萆薢12克，车前子12克，桂枝12克，丹参12克，大黄8克。

【用法】颗粒剂，一次1袋，一日2次，水冲服。4周为1个疗程，服用3个疗程。

【功效】清利湿热。

【主治】高尿酸血症（湿热蕴结型）

【来源】加味五苓散对湿热蕴结证的高尿酸血症患者ADA、XOD的影响，安徽中医药大学（硕士学位论文），2019

加味五苓散 2

【组成】泽泻15克，茯苓15克，猪苓15克，桂枝6克，薏苡仁30克，土茯苓20克，萆薢15克，威灵仙15克，牛膝10克，白术15克。

【用法】颗粒剂，每日早、晚各服1袋，用150毫升温水冲服，12周为1个疗程。

【功效】健脾化痰，活血化浊。

【主治】高尿酸血症（痰浊阻滞型）。

【来源】加味五苓散治疗高尿酸血症患者的临床观察，广西中医药大学（硕士学位论文），2019

五苓散加味

【组成】白术15克，黄芪20克，天麻10克，僵蚕3克，泽泻30克，茯苓15克，猪苓15克，土茯苓30克，萆薢15克，薏苡仁15克，半夏6克，牛膝20克，丹参15克，桂枝10克，炙甘草10克。

【用法】水煎服，每日1剂，分早、晚2次温服，连服2个月。

【功效】益气健脾，息风逐痰，祛湿化瘀。

【主治】急性缺血性脑卒中伴无症状性高尿酸血症（脾虚湿困、风痰瘀阻型）。

【来源】五苓散加味干预急性缺血性脑卒中伴无症状性高尿酸血症患者的研究，湖北中医药大学（硕士学位论文），2018

柴芍泄浊汤

【组成】柴胡10克，白芍15克，黄柏10克，薏苡仁30克，土茯苓10克，泽泻10克，车前草10克，虎杖10克，苍术15克，牛膝10克，黄芩10克，生地黄15克，槟榔10克，甘草3克。

【用法】每日1剂，水煎分2次服。

【功效】疏肝理气，清热利湿。

【主治】高尿酸血症（湿热蕴结型）。

【来源】柴芍泄浊汤治疗高尿酸血症湿热蕴结证的临床疗效观察，湖南中医药大学（硕士学位论文），2019

～・健脾化湿祛瘀方・～

【组成】生黄芪、土茯苓各20克，茯苓、薏苡仁、丹参各15克，萆薢、牛膝、淫羊藿各10克。

【用法】颗粒剂，每日1剂，分2次服用，每次用100毫升温水冲服。

【功效】健脾化湿祛瘀。

【主治】青年高尿酸血症（脾虚痰湿型）。

【来源】新中医，2019，51（03）

～・四妙散加减・～

【组成】薏苡仁30克，车前子（包煎）20克，黄柏、赤芍各15克，川牛膝、苍术各12克，柴胡10克。

【用法】每日1剂，水煎分早、晚2次服，连服14天。

【功效】清热利湿，舒筋通络。

【主治】高尿酸血症（湿壅下焦型）。

【来源】中国社区医师，2019，35（12）

～・四妙丸加减1・～

【组成】苍术10克，黄柏10克，薏苡仁15克，牛膝10克，土茯苓15克，金钱草10克，车前草10克，萆薢10克。

【用法】每日1剂，水煎分早、晚2次服。

【功效】利水湿，补肝肾。

【主治】高尿酸血症（肝肾亏虚型）。

【来源】内蒙古中医药，2019，38（11）

❦·四妙丸加减2·❧

【组成】苍术10克，薏苡仁15克，川牛膝15克，车前子（布包）30克，土茯苓30克，萆薢15克，威灵仙30克，泽泻15克，虎杖15克，赤芍15克，泽兰15克，忍冬藤30克，百合30克，丹参15克。

【用法】每日1剂，水煎至200毫升，分2次服用。

【功效】利湿化痰，泄浊祛瘀。

【主治】慢性心力衰竭合并高尿酸血症（痰浊血瘀型）。

【来源】中医临床研究，2019，11（20）

❦·泄浊化瘀方·❧

【组成】土茯苓20克，萆薢20克，薏苡仁20克，虎杖15克，穿山龙15克，泽泻9克，丹参15克，川牛膝10克，威灵仙9克，鸡血藤10克，苍术9克。

【用法】每日1剂，水煎取汁200毫升，早、晚餐后半小时各温服100毫升，连服30天。

【功效】祛湿化痰，泄浊化瘀。

【主治】原发性高尿酸血症（痰浊瘀阻型）。

【来源】泄浊化瘀方治疗原发性高尿酸血症（痰浊瘀阻型）临床研究，宁夏医科大学（硕士学位论文），2019

∽ ·泄浊解毒方1· ∾

【组成】薏苡仁30克，蒲公英30克，威灵仙30克，萆薢30克，苍术10克，盐黄柏10克，茯苓15克，淡竹叶10克，通草10克，炒六神曲10克，车前子（包煎）10克。

【用法】每日1剂，水煎取汁400毫升，分早、晚2次温服，4周为1个疗程。

【功效】清热利湿，泄浊解毒。

【主治】高尿酸血症（痰浊瘀阻型）。

【来源】泄浊解毒方治疗高尿酸血症的临床疗效观察，河北北方学院（硕士学位论文），2019

∽ ·泄浊解毒方2· ∾

【组成】土茯苓60克，黄柏6克，萆薢15克，泽泻10克，白花蛇舌草30克，黄芩6克，红花6克，穿山龙10克，白茅根20克，虎杖20克，漏芦10克。

【用法】每日1剂，水煎取汁400毫升，分早、晚2次服用，4周为1个疗程。

【功效】清热解毒，利湿泄浊。

【主治】高尿酸血症（浊毒瘀滞型）。

【来源】风湿病与关节炎，2018，7（3）

∽ ·中药抑酸组方合剂· ∾

【组成】苍术15克，白术15克，灵仙20克，土茯苓30克，当归15克，石韦20克，瞿麦20克，海金沙（包煎）15克，丹参30克，小蓟30克，白蔻（碎）10克，豨莶草20克，生黄芪30克，萆薢30克，甘草12克，车前子（包煎）15克，金钱草30克。

【用法】每日1剂，水煎至300毫升，分早、中、晚3次口服，7天为1个疗程。

【功效】健脾燥湿，利水解毒，通络止痛。

【主治】高尿酸血症（湿浊内生型）。

【来源】世界最新医学信息文摘，2019，19（68）

·祛瘀泄浊散·

【组成】田七100克，丹参200克，山楂150克，薏苡仁200克，大黄100克，西洋参50克。

【用法】上述药物研磨为细末后备用，每日早、晚各取10克用开水冲服，2个月为1个疗程，连服2个疗程。

【功效】祛瘀泄浊。

【主治】老年性高代谢综合征及高尿酸血症（痰湿瘀浊型）。

【来源】内蒙古中医药，2018，37（09）

·补肾泄浊方·

【组成】白术20克，杜仲20克，淫羊藿15克，女贞子20克，土茯苓20克，萆薢20克，怀牛膝10克，生大黄10克，丹参20克，威灵仙10克，王不留行10克，生地黄10克。

【用法】每日1剂，水煎分2次服，连服15天。

【功效】补肾抗衰，化气行血，泄浊祛瘀。

【主治】老年人高尿酸血症（肾气亏虚、脾虚湿滞型）。

【来源】光明中医，2018，33（3）

·柏茯清利散·

【组成】知母10克，黄柏10克，鸡血藤20克，丹参20克，益母草15克，石韦15克，土茯苓30克，薏苡仁30克，川牛膝10克。

【用法】中药颗粒剂，每日1剂，分早、晚2次服。4周为1个疗程，连服2个疗程。

【功效】清热利湿，活血化瘀。

【主治】高尿酸血症（湿热瘀阻型）。

【来源】高尿酸血症中医证型分布及柏茯清利散治疗其湿热瘀阻型的临床研究，北京中医药大学（硕士学位论文），2018

～· 化湿降浊汤加减 ·～

【组成】黄柏15克，苍术15克，薏苡仁20克，土茯苓30克，威灵仙30克，当归20克，丹参20克，川牛膝10克，萆薢30克，生大黄5克，甘草5克。

【用法】每日1剂，水煎分2次服，30天为1个疗程。

【功效】祛湿泄浊，理气通络。

【主治】高尿酸血症（湿浊内阻型）。

【来源】化湿降浊汤对湿浊内阻型高尿酸血症的临床疗效观察，广州中医药大学（硕士学位论文），2018

～· 化湿降浊汤 ·～

【组成】土茯苓30克，萆薢15克，黄柏20克，苍术20克，薏苡仁30克，威灵仙40克，当归15克，丹参15克，地龙20克，鸡血藤20克，大血藤20克，甘草5克。

【用法】每日1剂，水煎分2次服，每次200毫升。

【功效】祛湿泄浊，舒筋通络，佐以清热。

【主治】高尿酸血症（湿浊内阻、壅滞血脉型）。

【来源】中国医药导报，2018，15（18）

六君子汤合桃红四物汤加味

【组成】党参9克，生白术12克，茯苓9克，甘草9克，陈皮9克，清半夏12克，土茯苓15克，桃仁9克，红花6克，当归12克，白芍9克，川芎9克，生地12克。

【用法】免煎颗粒，每日1剂，分2次冲服，连服12周。

【功效】健脾化湿，泄浊活血。

【主治】高尿酸血症（脾虚湿阻型）。

【来源】中国现代药物应用，2018，12（17）

麻黄连翘赤小豆汤

【组成】炙麻黄6克，连翘12克，赤小豆20克，苍术15克，白术15克，猪苓20克，茯苓20克，鹿衔草20克，车前草20克，车前子（包煎）15克，滑石12克，黄芩10克，山药15克，乳香6克，延胡索10克，蒲公英15克，生甘草9克。

【用法】每日1剂，水煎分2次服。

【功效】清热解毒，利湿止痛。

【主治】高尿酸血症（湿热蕴结、瘀热阻滞型）。

【来源】中国中医药现代远程教育，2018，16（2）

麻杏薏甘汤

【组成】生麻黄颗粒剂3克（3克×1袋），杏仁颗粒剂10克（10克×1袋），薏苡仁颗粒剂30克（10克×1袋），炙甘草颗粒剂6克（3克×1袋）。

【用法】每日2次，餐后冲服，连服30天。

【功效】宣肺化湿，健脾补中，助正抗邪。

【主治】高尿酸血症（痰湿型）。

【来源】中国现代医生，2018，56（6）

～·健脾益肾泄浊方·～

【组成】黄芪30克，白术、土茯苓各20克，川牛膝15克，苍术、薏苡仁、山茱萸、泽泻、丹参、穿山龙、虎杖、威灵仙各10克，黄连6克。

【用法】每日1剂，水煎于早、晚餐后30分钟温服。

【功效】扶正祛邪，益肾健脾，利湿泄浊。

【主治】高尿酸血症（脾肾两虚、痰浊内蕴型）。

【来源】山西中医，2018，34（7）

～·黄芪五苓散·～

【组成】生黄芪30克，桂枝、杜仲各20克，茯苓、白术、泽泻、猪苓、白茅根、玉米须、薏苡仁、仙茅、淫羊藿各15克，砂仁、甘草、大枣各10克。

【用法】每日1剂，水煎分早、晚2次服，连服3个月。

【功效】化痰渗湿，健脾益气。

【主治】高尿酸血症（肝肾不足、痰浊湿热瘀滞型）。

【来源】深圳中西医结合杂志，2018，28（3）

～·自拟中药汤剂·～

【组成】茯苓45克，黄柏12克，苍术15克，萆薢30克，土茯苓30克，车前子（包煎）30克，泽泻20克，薏苡仁30克，黄芪30克，酒大黄9克，虎杖24克，焦山楂15克，荷叶15克，决明子15

克，白芍12克，生甘草6克。

【用法】每日1剂，水煎分早、晚2次服，连服4周。

【功效】祛风除湿，益气健脾。

【主治】高尿酸血症（痰浊瘀阻型）。

【来源】中医临床研究，2018，10（28）

益肾活血方

【组成】淫羊藿10克，菟丝子10克，女贞子15克，黄精10克，虎杖15克，牛膝15克。

【用法】每日1剂，水煎至400毫升，分2次服，8周为1个疗程。

【功效】补益肝肾，通经活血。

【主治】老年高尿酸血症（肝肾亏虚型）。

【来源】辽宁中医杂志，2018，45（12）

益肾化浊除痹方

【组成】黄芪30克，白术30克，白芥子20克，地龙3克，土茯苓10克，秦皮20克，败酱草20克，荠菜花10克，丹参10克，川芎15克，大黄9克。

【用法】每日1剂，水煎分2次服。

【功效】补肾活血，化浊除痹。

【主治】高尿酸血症（肾虚血瘀型）。

【来源】湖南中医杂志，2017，33（12）

健脾四妙汤

【组成】苍术10克，牛膝10克，薏苡仁15克，黄芪20克，桂枝10克，水蛭10克，皂角刺10克，柴胡9克，大黄6克。

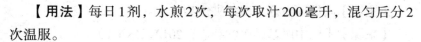

【用法】每日1剂，水煎2次，每次取汁200毫升，混匀后分2次温服。

【功效】益气健脾，祛邪通络。

【主治】高尿酸血症（脾虚湿阻型）。

【来源】中医药导报，2010，16（5）

浊瘀清汤

【组成】穿山龙30克，土茯苓30克，川草薢30克，生、炒薏苡仁各30克，泽兰20克，泽泻20克，猪苓20克，车前子（包煎）20克，乳香20克，没药20克，威灵仙20克，木瓜20克，赤芍20克，白芍20克，白术20克，延胡索20克，秦艽15克，淫羊藿15克，白芥子10克，地龙10克，桃仁10克，红花10克，生甘草6克。

【用法】每日1剂，水煎2次，每次取汁200毫升，混匀后分2次温服，2个月为1个疗程。

【功效】健脾益肾，清浊化瘀，祛邪通络。

【主治】高尿酸血症（脾肾两虚型）。

【来源】中医研究，2012，25（4）

清热解毒、利湿泄浊方

【组成】白花蛇舌草15克，土茯苓30克，黄柏15克，车前草15克，秦艽12克，青风藤20克，僵蚕10克，白术15克，云苓20克。

【用法】每日1剂，水煎2次，每次取汁200毫升，混匀后分2次温服。

【功效】清热解毒，利湿泄浊，活血化瘀。

【主治】高尿酸血症（湿热夹瘀型）。

【来源】中国中医基础医学杂志，2012，18（1）

～·· 加味薏苡附子败酱散 ··～

【组成】薏苡仁30克，败酱草30克，熟附片（先煎）3克，白术15克，茯苓30克，萆薢12克，威灵仙12克，虎杖30克。

【用法】每日1剂，水煎分早、晚2次服。

【功效】温脾阳，清湿热，除痹阻。

【主治】高尿酸血症（脾阳不足、湿热内蕴型）。

【来源】江苏中医药，2020，52（6）

～·· 利湿降浊汤 ··～

【组成】土茯苓30克，土贝母10克，葛根30克，马齿苋30克，萆薢15克，麸炒薏苡仁30克，威灵仙20克，川牛膝15克。

【用法】每日1剂，水煎分早、晚2次服。

【功效】利湿化浊。

【主治】高尿酸血症（脾肾功能失调、湿浊内生型）。

【来源】北京中医药，2020，39（3）

～·· 痛风清利方 ··～

【组成】土茯苓、虎杖、薏苡仁各30克，苍术、威灵仙、赤芍、地龙、泽泻、川牛膝各10克，熟地15克，黄柏6克。

【用法】每日1剂，水煎200毫升，早、晚餐后半小时各温服100毫升。

【功效】健脾益肾泄浊。

【主治】高尿酸血症（痰浊内蕴型）。

【来源】山西中医，2020，36（4）

～· 金龙降尿酸颗粒 ·～

【组成】金钱草30克，穿山龙10克，海金沙30克，苍术10克，车前子10克，土茯苓15克，萆薢10克，牛膝10克，虎杖10克。

【用法】中药配方颗粒，每日1剂，用开水360毫升浸泡，分2次口服。4周为1个疗程，连服8周。

【功效】清热利湿，泄浊解毒。

【主治】高尿酸血症（湿热型）。

【来源】中医临床研究，2020，12（8）

～· 健脾益肾泄浊方 ·～

【组成】黄芪30克，白术20克，土茯苓20克，川牛膝15克，苍术10克，薏苡仁10克，山茱萸10克，泽泻10克，丹参10克，穿山龙10克，虎杖10克，威灵仙10克，赤芍10克，黄连6克。

【用法】每日1剂，水煎分3次温服。

【功效】泄浊化瘀，健脾补肾。

【主治】无症状高尿酸血症（脾肾两虚、痰浊瘀阻型）。

【来源】山西中医，2018，34（10）

～· 萆薢大黄汤 ·～

【组成】萆薢9克，牛膝9克，地龙9克，生大黄（后下）6克，薏苡仁30克，车前子（包煎）15克，山楂15克。

【用法】每日1剂，水煎2次，共取汁400毫升，分早、晚2次口服，20天为1个疗程。

【功效】健脾化痰，分清利浊，活血化瘀。

【主治】无症状性高尿酸血症（痰湿瘀阻型）。

【来源】海峡药学，2017，29（12）

·益肾降浊化瘀汤·

【组成】土茯苓30克，泽泻、薏苡仁、牛膝各20克，苍术、泽兰、补骨脂各15克，威灵仙、萆薢各10克。

【用法】每日1剂，水煎至300毫升，早、晚分服，连服3个月。

【功效】健脾益肾，降浊除湿，行气化瘀。

【主治】无症状性高尿酸血症（痰浊瘀阻型）。

【来源】辽宁中医药大学学报，2019，21（2）

·二陈化浊汤·

【组成】半夏10克，陈皮10克，苦参15克，薏苡仁30克，茯苓15克，萆薢15克，泽泻10克，车前子（包煎）10克，鸡血藤20克，丹参20克。

【用法】每日1剂，水煎分早、晚2次服，连服4周。

【功效】健脾化湿祛痰，活血化瘀利浊。

【主治】无症状高尿酸血症（痰湿夹瘀型）。

【来源】中国中医药科技，2017，24（6）

·渗湿通络方·

【组成】泽泻15克，车前子（包煎）15克，茯苓12克，生薏苡仁12克，苍术10克，川牛膝12克，络石藤15克。

【用法】每日1剂，水煎分2次服。

【功效】分清泌浊，利湿通络。

【主治】无症状性高尿酸血症。

【来源】《痛风中医特色疗法》

·化浊汤·

【组成】萆薢10克，土茯苓15克，薏苡仁20克，车前子（包煎）10克，川续断10克，生地黄10克，杜仲10克，怀牛膝6克，木瓜10克，五加皮6克，防风3克，羌活5克。

【用法】每日1剂，水煎分2次服。

【功效】泄浊祛邪，化湿清热，活血化瘀。

【主治】无症状性高尿酸血症。

【来源】《痛风与高尿酸血症中医特效疗法》

·泄浊除痹方·

【组成】土茯苓35克，萆薢18克，山慈菇15克，王不留行10克，牛膝10克。

【用法】每日1剂，水煎分2次服。

【功效】泄浊祛邪，化湿清热，活血化瘀。

【主治】无症状性高尿酸血症。

【来源】《痛风与高尿酸血症中医特效疗法》

·平胃降浊汤·

【组成】苍术15克，炒莱菔子15克，泽泻15克，黄柏15克，怀牛膝15克，厚朴10克，陈皮10克，土茯苓30克，生薏苡仁30克，车前子（包煎）30克，玉米须30克。

【用法】每日1剂，水煎分2次服。

【功效】平胃降浊。

【主治】无症状性高尿酸血症。

【来源】《痛风与高尿酸血症中医特效疗法》

·● 高尿酸血症方 ●·

【组成】红藤15克，败酱草15克，生薏苡仁15克，牡丹皮15克，蒲公英15克，苍术10克，黄柏10克，牛膝10克，桑寄生10克，钩藤10克，盐车前子（包煎）10克，独活10克。

【用法】每日1剂，水煎分2次服。

【功效】健脾燥湿，补益肝肾。

【主治】无症状性高尿酸血症。

【来源】《痛风与高尿酸血症中医特效疗法》

·● 降酸引子 ●·

【组成】苍术15克，生薏苡仁30克，土茯苓30克，川牛膝10克，泽泻10克，萆薢10克，威灵仙10克，黄柏10克，甘草5克。

【用法】每日1剂，水煎分2次服。

【功效】利湿泄浊，活血通络，健脾固本。

【主治】无症状性高尿酸血症。

【来源】《痛风与高尿酸血症中医特效疗法》

·● 调补肝肾方 ●·

【组成】生石决明30克，沙苑子9克，郁金12克，石菖蒲12克，何首乌30克，首乌藤30克，桑寄生30克，知母9克，黄柏9克，威灵仙30克，熟地黄15克，丹参30克。

【用法】每日1剂，水煎分2次服。

【功效】调补肝肾，祛痰湿，通经络，健脑安神。

【主治】无症状性高尿酸血症。

【来源】《痛风与高尿酸血症中医特效疗法》

～ᐤ· 清尿汤 ·ᐤ～

【组成】黄柏10克，丹参15克，佩兰10克，青风藤12克，茯苓10克，忍冬藤15克，山慈菇10克，甘草10克。

【用法】每日1剂，水煎分2次服。

【功效】清热解毒，活血利湿。

【主治】无症状性高尿酸血症。

【来源】《痛风与高尿酸血症中医特效疗法》

～ᐤ· 高尿酸血症中药方 ·ᐤ～

【组成】萆薢15克，白术12克，土茯苓30克，川牛膝15克，泽泻12克，牡丹皮12克，茯苓15克，薏苡仁30克，威灵仙10克，川芎15克，知母10克，黄柏10克，甘草6克。

【用法】每日1剂，水煎分2次服。

【功效】健脾祛湿，活血化瘀。

【主治】无症状性高尿酸血症。

【来源】《痛风与高尿酸血症中医特效疗法》

～ᐤ· 桃红四物汤加味 ·ᐤ～

【组成】当归12克，熟地黄15克，白芍10克，川芎12克，陈皮10克，茯苓10克，人参6克，黄柏10克，桃仁6克，知母4克，萆薢10克，川牛膝10克，威灵仙10克。

【用法】每日1剂，水煎分2次服。

【功效】养血活血，除湿祛痰。

【主治】无症状性高尿酸血症。

【来源】《痛风与高尿酸血症中医特效疗法》

泄浊排毒方

【组成】穿破石30克，土茯苓30克，浮海石30克，萆薢15克，大黄10克，车前子（包煎）15克，薏苡仁20克，金钱草20克，猪苓20克。

【用法】每日1剂，水煎分2次服。

【功效】清热利湿，泄浊排毒。

【主治】无症状性高尿酸血症。

【来源】《痛风与高尿酸血症中医特效疗法》

思仙续断丸

【组成】杜仲15克，续断15克，地黄15克，川牛膝15克，羌活10克，防风10克，五加皮15克，木瓜15克，萆薢10克，薏苡仁30克。

【用法】每日1剂，水煎分2次服。

【功效】补益脾肾，升清降浊。

【主治】无症状性高尿酸血症。

【来源】《痛风中西医特色疗法》

五苓痛风丸

【组成】苍术12克，黄柏12克，天南星12克，龙胆6克，川芎6克，白芷6克，桃仁6克，红花1.5克，桂枝6克，羌活3克，灵仙3克，防己6克，神曲6克，茵陈48克，白术4.5克，茯苓4.5克，猪苓4.5克，泽泻7.5克，土鳖虫12克，积雪草30克，川牛膝20克，绵萆薢20克。

【用法】每日1剂，水煎分2次服。

【功效】清热利湿，活血化瘀，消肿止痛。

【主治】无症状性高尿酸血症（湿热蕴结型）。

【来源】"五苓痛风丸"治疗高尿酸血症和痛风的疗效及相关机理研究，广州中医药大学（博士学位论文），2016

～・ 泄浊通痹方 ・～

【组成】土茯苓40克，萆薢30克，苍术15克，泽泻10克，生薏苡仁30克，生黄芪15克，桑寄生15克，熟地黄10克，姜黄10克，延胡索15克。

【用法】每日1剂，水煎取汁300毫升，分早、晚2次口服，连服2周。

【功效】补肾健脾，泄浊通痹。

【主治】原发性无症状性高尿酸血症（湿浊内蕴、脾肾亏虚型）。

【来源】中国中医药现代远程教育，2019，17（13）

～・ 复方肾茶合剂 ・～

【组成】猫须草30克，土茯苓30克，萆薢15克，泽泻15克，薏苡仁30克，川牛膝15克，苍术9克，车前子（包煎）15克，黄柏9克，丹参15克，玉米须30克。

【用法】每日1剂，水煎取汁300毫升，分早、晚2次口服，连服4周。

【功效】祛风利湿，分清泌浊。

【主治】无症状高尿酸血症（湿热内蕴、气滞血瘀型）。

【来源】实用中医药杂志，2019，35（04）

❧· 彝药祛浊汤 ·❧

【组成】土黄芪20克，九子20克，掉毛草15克，白花丹10克，麻疙瘩10克。

【用法】每日1剂，水煎分3次服，连服20天。

【功效】清热利湿，通经活络。

【主治】无症状性高尿酸血症（湿浊内蕴型）。

【来源】中国社区医师，2018，34（29）

❧· 固本泄浊方 ·❧

【组成】黄芪30克，白术15克，淫羊藿15克，土茯苓30克，威灵仙15克，桑枝15克，熟大黄10克。

【用法】颗粒剂，每日1剂，早、晚餐后用桑叶水送服。

【功效】健脾温肾，渗湿泄浊。

【主治】无症状高尿酸血症（脾肾亏虚、湿浊内蕴型）。

【来源】中医药导报，2019，25（1）

❧· 泄浊通瘀方 ·❧

【组成】黄柏15克，苍术15克，土茯苓20克，川牛膝15克，薏苡仁30克，金钱草30克，鸡血藤30克，车前子（包煎）15克，萆薢15克，白术15克，赤芍15克，丹皮12克。

【用法】每日1剂，水煎分3次口服。15天为1个疗程，服用2个疗程。

【功效】泄化浊瘀，蠲痹通络。

【主治】无症状高尿酸血症（痰湿内蕴型）。

【来源】云南中医中药杂志，2018，39（12）

降尿酸1号方

【组成】党参20克，茯苓25克，薏苡仁25克，山药20克，泽泻15克，枸杞子20克，土茯苓50克，猫爪草15克，车前子（包煎）15克，地龙9克，炙甘草10克。

【用法】每日1剂，水煎分2次口服。

【功效】健脾补肾，清热利湿，活血通络。

【主治】无症状高尿酸血症（脾胃气虚型）。

【来源】临床医药文献电子杂志，2017，4（39）

温肾泄浊汤

【组成】附子（先煎）6克，菟丝子15克，桂枝9克，白术15克，山药15克，萆薢15克，泽泻15克，红花9克。

【用法】每日1剂，水煎分2次服，6周为1个疗程。

【功效】温补肾阳，健脾祛湿，分清泌浊，活血祛瘀。

【主治】中老年男性无症状高尿酸血症（脾肾亏虚、湿浊内盛型）。

【来源】山东中医杂志，2015，34（9）

四妙散加味

【组成】金钱草30克，薏苡仁、鸡血藤各20克，苍术、黄柏、川牛膝、土茯苓、车前子（包煎）、萆薢、白术、丹参各15克，甘草6克。

【用法】每日1剂，水煎2次，共取汁200毫升，分3次服用，30天为1个疗程。

【功效】健脾祛湿通络。

【主治】无症状高尿酸血症（脾肾亏虚型）。

【来源】陕西中医，2015，36（3）

❧·祛瘀化痰二仙汤·❧

【组成】薏苡仁20克，车前子（包煎）10克，浙贝母20克，地龙20克，淫羊藿10克，仙茅10克。

【用法】水煎并过滤为300毫升药液，分早、中、晚餐后半小时口服，每次服100毫升，连续治疗12周。

【功效】化痰祛瘀。

【主治】高尿酸血症伴勃起功能障碍（气血亏虚、经络阻滞型）。

【来源】广东医学，2018，39（21）

❧·滋肾泄浊汤·❧

【组成】熟地10克，杜仲10克，牛膝15克，桑寄生10克，白术10克，茯苓10克，薏苡仁20克，土茯苓20克，萆薢15克，车前子（包煎）10克，丹参15克。

【用法】每日1剂，水煎取汁200毫升，分2次口服，4周为1个疗程，连服2个疗程。

【功效】补肾健脾，利湿泄浊。

【主治】无症状高尿酸血症（脾肾亏虚、湿浊内生型）。

【来源】实用中医药杂志，2014，30（12）

❧·运脾泄浊散·❧

【组成】薏苡仁10克，土茯苓15克，白术6克，丹参10克，莱菔子10克，木瓜10克，萆薢10克。

【用法】每日1剂，水煎分2次口服。

【功效】运脾泄浊。

【主治】无症状性高尿酸血症（脾虚湿浊内停型）。

【来源】中医研究，2012，25（12）

泄浊除痹方

【组成】土茯苓15克，萆薢12克，薏苡仁30克，威灵仙12克，木瓜12克，山慈菇8克，泽泻15克，泽兰12克，王不留行12克，牛膝15克，蒲黄8克，车前子（包煎）15克。

【用法】每日1剂，水煎分2次口服。

【功效】补益脾肾，利湿化痰，活血化瘀。

【主治】无症状高尿酸血症（脾肾亏虚、痰瘀内阻型）。

【来源】贵阳中医学院学报，2010，32（1）

化浊行血汤

【组成】路路通20克，虎杖20克，荷叶10克，焦山楂15克，决明子30克，赤芍10克，酒军5克，何首乌15，制水蛭5克。

【用法】每日1剂，水煎分早、晚2次服，4周为1个疗程。

【功效】清化血浊。

【主治】无症状高尿酸血症（瘀血痰浊内生、浊毒瘀滞型）。

【来源】从血浊论治原发性无症状性高尿酸血症的临床研究，山东中医药大学（硕士学位论文），2009

固本化浊汤

【组成】黄芪30克，山药15克，熟地黄15克，菟丝子15克，苍术10克，萆薢30克，泽泻10克，车前子（包煎）30克，牛膝10克。

【用法】每日1剂，水煎分早、晚2次服。

【功效】补肾健脾，化痰利湿。

【主治】无症状高尿酸血症（脾失健运、聚湿生痰型）。

【来源】固本化浊汤治疗原发性无症状性高尿酸血症的临床研究，山东中医药大学（硕士学位论文），2008

秦虎汤

【组成】秦皮15克，虎杖15克，威灵仙20克，土茯苓10克，草薢10克，黄柏10克，泽泻10克，玉米须30克，甘草5克。

【用法】每日1剂，水煎分2次服，服药3周后复查血尿酸。

【功效】清化湿热，泄浊排毒，祛瘀通络。

【主治】无症状性高尿酸血症（湿热、浊毒、痰瘀痹阻经络型）。

【来源】江苏中医药，2004，25（4）

六高康颗粒

【组成】土茯苓30克，山慈菇10克，玉米须15克，金钱草15克，山楂10克，炒决明子10克，炒牛蒡子10克，天麻6克，钩藤10克，刺五加10克，菊花6克，柴胡6克，山萸肉6克，灵芝12克，郁金10克，百合20克，益母草15克，葛根20克。

【用法】配方颗粒，每日1剂，早、晚饭后开水冲服，连服1个月。

【功效】祛湿泄浊，健脾益肾。

【主治】无症状性高尿酸血症（脾肾亏虚、湿热内阻型）。

【来源】山东中医杂志，2020，39（4）

虎藤组方

【组成】忍冬藤15克，虎杖9克，威灵仙15克，土茯苓30克，红花10克，薏苡仁15克，怀牛膝10克。

【用法】每日1剂，水煎分2次服，连服14天。

【功效】补脾益肾，清热利湿。

【主治】无症状高尿酸血症（脾肾亏虚、痰湿内阻型）。

【来源】西部中医药，2018，31（10）

清热渗湿通络方

【组成】黄柏15克，苍术15克，车前子（包煎）10克，泽泻10克，薏苡仁15克，土茯苓15克，丹参20克，牛膝10克，甘草6克。

【用法】每日1剂，水煎分2次服，4周为1个疗程。

【功效】清热渗湿通络。

【主治】无症状高尿酸血症（脾失健运、痰瘀阻络型）。

【来源】中医药临床杂志，2014，26（9）

化浊逐瘀汤

【组成】茯苓20克，党参20克，苍术20克，土茯苓、威灵仙、虎杖、秦艽各15克，车前子（包煎）10克，牛膝、益母草、丹参各12克。

【用法】每日1剂，水煎至300毫升，分早、晚2次温服，连服6周。

【功效】健脾祛湿化浊，活血利水祛瘀。

【主治】高尿酸血症合并高血压（痰瘀互结型）。

【来源】中国中医药科技，2019，26（6）

健脾益肾化浊汤

【组成】王不留行15克，苍术30克，益母草15克，萆薢30克，桂枝10克，车前草30克，土茯苓30克。

【用法】每日1剂，水煎至400毫升，分早、晚2次服，连服28天。

【功效】健脾益肾，祛湿降浊。

【主治】高血压合并高尿酸血症（湿热瘀阻型）。

【来源】四川中医，2019，37（2）

·当归拈痛汤加减1·

【组成】当归、知母、白术、泽泻、葛根、猪苓各15克，升麻、羌活、防风、苍术、黄芩、人参、苦参各10克，茵陈蒿30克，甘草6克。

【用法】每日1剂，煎至500毫升，早、晚各服1次。

【功效】清热祛湿，益气补血。

【主治】高尿酸血症（脾肾双亏、肝肾不足型）。

【来源】中国民康医学，2019，31（16）

·当归拈痛汤加减2·

【组成】当归12克，羌活12克，知母9克，黄芩6克，苍术9克，白术12克，党参12克，苦参6克，猪苓12克，泽泻12克，甘草6克，豨莶草15克，益母草15克。

【用法】每日1剂，水煎分早、晚2次口服，连服2个月。

【功效】健脾利湿，活血通络。

【主治】高尿酸血症合并高血压（脾胃虚弱、内生痰湿型）。

【来源】临床医药文献电子杂志，2018，5（70）

·降浊汤·

【组成】桂枝10克，苍术30克，土茯苓30克，萆薢30克，车前草30克，益母草15克，王不留行15克。

【用法】每日1剂，水煎至400毫升，分早、晚2次服，连服4周。

【功效】行瘀除湿。

【主治】高尿酸血症合并高血压（痰瘀阻络型）。

【来源】中西医结合心脑血管病杂志，2017，15（22）

～ᑈ·逐酸活血方·ᑐ～

【组成】黄芪15克，党参15克，三七10克，红花10克，茯苓20克，泽泻20克，熟大黄10克。

【用法】每日1剂，水煎分2次服，连服3周。

【功效】益气活血利湿法（心气不足、血瘀夹湿型）。

【主治】冠心病合并无症状高尿酸血症。

【来源】中医康复理论与实践，2005，（5）

～ᑈ·苓玉清络饮·ᑐ～

【组成】土茯苓、玉米须、白茅根、薏苡仁、丹参、虎杖等中药配方颗粒各1包。

【用法】每日1剂，早、晚用开水冲服，连服1个月。

【功效】清热化浊，活血通络。

【主治】无症状高尿酸血症合并冠心病（湿热瘀痹型）。

【来源】江西中医药大学学报，2017，29（1）

～ᑈ·益心定悸方Ⅱ号·ᑐ～

【组成】黄芪20克，人参15克，川芎15克，当归20克，丹参20克，柏子仁20克，茯苓15克，白术15克，远志15克，酸枣仁

20克，苦参20克，萆薢15克，泽泻15克，土茯苓30克，炙甘草10克。

【用法】每日1剂，水煎至300毫升，分早、晚2次温服，4周为1个疗程。

【功效】益气活血，化瘀利尿。

【主治】慢性心力衰竭伴高尿酸血症（气虚血瘀型）。

【来源】益心定悸方Ⅱ号治疗慢性心力衰竭（气虚血瘀型）伴高尿酸血症临床疗效观察，黑龙江中医药大学（硕士学位论文），2019

·三参扩冠汤·

【组成】丹参15克，北沙参15克，太子参20克，赤芍12克，红花10克，桃仁12克，川芎12克，郁金15克，檀香9克，甘松10克，砂仁6克，甘草6克。

【用法】每日1剂，水煎分早、晚2次口服，8周为1个疗程。

【功效】益气养阴，活血化瘀，疏通心脉气血。

【主治】高尿酸血症伴心绞痛（心脉阻滞、气血不畅型）。

【来源】现代中西医结合杂志，2019，28（24）

·七味白术散·

【组成】党参15克，白术15克，茯苓30克，甘草10克，藿香10克，木香10克，葛根30克。

【用法】每日1剂，水煎分早、晚2次口服，30天为1个疗程。

【功效】健脾生津，行气化湿。

【主治】无症状高尿酸血症合并2型糖尿病（脾虚湿盛型）。

【来源】糖尿病新世界，2020，23（1）

✦ 加味四物汤 ✦

【组成】当归12克，熟地黄15克，白芍10克，川芎12克，陈皮10克，白茯苓10克，人参6克，黄柏10克，桃仁6克，知母4克，萆薢10克，川牛膝10克，威灵仙10克。

【用法】每日1剂，水煎取汁300毫升，分早、晚2次服，连服1个月。

【功效】补血滋阴，行气疏风利湿，兼以开郁通结。

【主治】2型糖尿病合并无症状性高尿酸血症（气阴两虚型和血虚型）。

【来源】中医杂志，2007，48（6）

✦ 荷芪散 ✦

【组成】黄芪30克，荷叶30克，何首乌15克，决明子30克，冬瓜皮30克，石菖蒲10克，苍术10克，山药15克，泽兰15克，甘草5克。

【用法】每日1剂，水煎至250毫升，分早、晚2次温服。

【功效】健脾补肾，化痰祛湿，化瘀散浊。

【主治】高尿酸血症伴胰岛素抵抗（痰湿瘀浊型）。

【来源】广州中医药大学学报，2019，36（11）

✦ 健脾益肾化浊汤 ✦

【组成】黄芪20克，丹参15克，熟地黄15克，党参20克，白术10克，茯苓10克，熟大黄10克，桂枝10克，山茱萸15克，萆薢10克，泽泻10克，桃仁10克，红花10克。

【用法】每日1剂，水煎至200毫升，分早、晚2次温服，4周为1个疗程。

【功效】健脾益肾，祛湿化浊，益气补血。

【主治】2型糖尿病合并高尿酸血症（湿热瘀阻型）。

【来源】四川中医，2019，37（2）

·大柴胡汤合降尿酸汤·

【组成】柴胡15克，生姜15克，生半夏9克，大黄6克，枳实9克，大枣12颗，黄芪9克，薏苡仁30克，车前子（包煎）20克，土茯苓30克，山慈菇15克，怀牛膝15克，威灵仙10克，萆薢20克，川杜仲10克，大黄5克。

【用法】将所有药物和适量的清水一起放入锅中煎煮后去渣留汁，每天服1次，连服21天。

【功效】疏肝健脾，化瘀利湿。

【主治】2型糖尿病合并高尿酸血症（肝郁脾虚、痰瘀互结型）。

【来源】光明中医，2018，33（2）

·三妙丸加减·

【组成】生地黄30克，生薏苡仁60克，土茯苓30克，萆薢30克，麸炒苍术15克，黄柏15克，炒桃仁10克，赤芍10克，牡丹皮10克。

【用法】每日1剂，水煎分早、晚2次温服，连服14天。

【功效】化湿利浊，益肾健脾。

【主治】IgA肾病合并无症状高尿酸血症（湿热下注型）。

【来源】山东中医杂志，2018，37（7）

·温胆汤加减·

【组成】法半夏10克，胆南星6克，陈皮10克，炒枳实10克，竹茹10克，茯苓15克，甘草6克，苍术15克，白术15克，天麻10克，丹参15克，川芎20克，土茯苓15克，萆薢10克，川牛膝10克，桑枝10克，桑寄生15克，泽泻15克，车前子15克。

【用法】中药颗粒剂，每日1剂，分早、晚2次用开水冲服。

【功效】健脾化痰利浊。

【主治】高尿酸血症伴急性缺血性脑卒中（风痰瘀阻型）。

【来源】健脾化痰利浊法治疗伴高尿酸血症急性缺血性脑卒中（风痰瘀阻证）的临床观察，江西中医药大学（硕士学位论文），2019

健脾肾泻浊膏

【组成】黄芪、土茯苓各300克，党参、菟丝子、桑椹、制何首乌、郁金、桃仁、当归、萆薢、秦艽、山楂、龟甲、猪苓、泽泻、怀牛膝、虎杖、白术、苍术各200克，黄柏150克，威灵仙、绞股蓝各250克，鹿角片100克，枳壳60克，砂仁12克。

【用法】熬膏，25克/包，每次冲服1包，每日2次。

【功效】健脾益肾，泻浊利湿，活血化瘀。

【主治】无症状高尿酸血症（脾肾亏虚、湿浊血瘀型）。

【来源】浙江中医杂志，2018，53（11）

代茶饮验方

【组成】车前子15克，蚕沙10克，丹参10克。

【用法】开水冲泡或煎煮后代茶饮，分次服用，每日不少于1000毫升。

【功效】利湿化浊。

【主治】高尿酸血症（湿浊内蕴型）。

【来源】世界最新医学信息文摘，2019，19（83）

⛬ · 降尿酸茶饮 · ⛬

【组成】生黄芪9克，丹参9克，炒白术9克，土茯苓9克，荷叶3克。

【用法】每日1剂，水煎至2000毫升，代茶饮。

【功效】健脾利湿活血。

【主治】高尿酸血症（脾虚湿阻兼瘀血型）。

【来源】临床医药文献电子杂志，2018，5（49）

⛬ · 四妙丸 · ⛬

（中成药）

【组成】苍术、黄柏、薏苡仁、牛膝。

【用法】每次6克，每日2次，1个月为1个疗程。

【功效】清热利湿，健脾泄浊。

【主治】高尿酸血症合并高三酰甘油（湿热内盛型）。

【来源】中西医结合心脑血管病杂志，2019，17（5）

⛬ · 痛风饮颗粒 · ⛬

（中成药）

【组成】土茯苓、金钱草、威灵仙、草薢、车前草、山慈菇、延胡索、青皮、陈皮。

【用法】每次1袋，每天3次，连服4周。

【功效】利湿祛浊，通利。

【主治】高尿酸血症（脾肾两虚、瘀浊内生型）。

【来源】中国中医药科技，2019，26（2）

ᴥ·五苓胶囊·ᴥ

（中成药）

【组成】泽泻、茯苓、猪苓、肉桂、白术（炒）。

【用法】每次3粒，每日2次，连服4周。

【功效】温阳化气，利湿行水。

【主治】高血压病伴高尿酸血症（阳不化气、水湿内停型）。

【来源】中西医结合心脑血管病杂志，2018，16（14）

ᴥ·乌鸡白凤丸·ᴥ

（中成药）

【组成】由乌鸡（去毛爪肠）、鹿角胶、鳖甲（制）、牡蛎（煅）、桑螵蛸、人参、黄芪、当归、白芍、香附（醋制）、天冬、甘草、生地黄、熟地黄、川芎、银柴胡、丹参、山药、芡实（炒）、鹿角霜。

【用法】每次6克，每日2次，1个月为1个疗程。

【功效】补脾肾，排湿浊，清热活血疏肝。

【主治】无症状高尿酸血症（脾肾亏虚型）。

【来源】贵阳中医学院学报，2017，39（3）

ᴥ·百令胶囊·ᴥ

（中成药）

【组成】经分离的冬虫夏草菌丝。

【用法】每次2.0克，每日3次。

【功效】补肺肾，益精气。有抗炎、调节免疫、减轻细胞脂质氧化的作用。

【主治】高尿酸血症伴微量白蛋白尿。

【来源】药物流行病学杂志，2019，28（11）

·• 酸脂清胶囊 •·

（中成药）

【组成】土茯苓、姜黄和大黄。

【用法】每次3粒，每日3次，连服1个月。

【功效】排酸解毒，活血祛瘀，消肿止痛，利水渗湿。

【主治】痛风高尿酸血症。

【来源】临床医学工程，2019，26（6）

·• 痛风定胶囊 •·

（中成药）

【组成】黄柏、川牛膝、秦艽、延胡索和赤芍。

【用法】每天3粒，连服4个月。

【功效】清热祛湿，活血通络。

【主治】无症状性高尿酸血症。

【来源】中国生化药物杂志，2016，36（1）

·• 和肥气胶囊 •·

（中成药）

【组成】北杏仁、苍术、薏仁、太子参、桃仁、海藻等。

【用法】每次2粒，每日3次，饭后半小时服用，28天为1个疗程。

【功效】调理三焦，调畅气机，运行水液。

【主治】无症状高尿酸血症。

【来源】和肥气胶囊治疗高尿酸血症的疗效观察，广州中医药大学（硕士学位论文），2013

·防己黄芪胶囊·

（中成药）

【组成】防己、黄芪、白术、甘草。

【用法】每次3粒，每日3次，6周为1个疗程。

【功效】健脾益气，利水祛湿。

【主治】高尿酸血症（痰浊中阻型）。

【来源】天津中医，2002，19（1）

·尿毒清颗粒·

【组成】黄芪、丹参、大黄、白术、川芎、苦参、白芍、车前草、制何首乌等。

【用法】每次5克，每日4次，连服12周。

【功效】活血化瘀，清热燥湿。

【主治】高尿酸血症（湿热蕴结、血瘀阻络型）。

【来源】中国药业，2019，28（12）

·经验方1·

【组成】金钱草、土茯苓、威灵仙、绵萆薢、海金沙（包煎）、薏苡仁、生石膏、麸炒苍术各30克，金铃子、淡附片（先煎）各20克，黄柏10克，甘草15克。

【用法】颗粒剂，每日1剂，分早、晚2次温开水冲服。

【功效】疏肝健脾，清热祛浊。

【主治】高尿酸血症（肝脾湿热型）。

【来源】山西中医，2019，35（11）

·经验方2·

【组成】黄芪20克，白术12克，丹参30克，当归9克，赤芍

15克，枸杞子9克，女贞子12克，灵芝30克，首乌藤30克，酒黄精15克，知母9克，黄柏9克，土茯苓30克，粉萆薢15克，玉米须15克。

【用法】每日1剂，水煎服，连服14剂。

【功效】健脾利湿，活血祛瘀，补肾泄浊。

【主治】高尿酸血症（痰瘀阻络型）。

【来源】中医杂志，2018，59（15）

·经验方3·

【组成】石决明30克，石菖蒲12克，桑寄生30克，黄柏9克，山萸肉12克，威灵仙30克，何首乌30克，杜仲12克，土茯苓30克，夜交藤30克，郁金12克，知母9克，熟地15克，丹参30克，白蒺藜9克。

【用法】每日1剂，水煎温服，连服4周。

【功效】调补肝肾，祛痰湿。

【主治】高尿酸血症（肝肾亏虚、痰浊瘀阻型）。

【来源】北方药学，2019，16（12）

·经验方4·

【组成】苍术10克，黄柏12克，牛膝12克，萆薢12克，当归10克，防己9克，土茯苓15克，车前子（包煎）12克，薏苡仁12克。

【用法】每日1剂，水煎分2次口服，每次250毫升，15剂为1个疗程，可用1~3个疗程。

【功效】清利湿热，健脾，通络。

【主治】高尿酸血症（脾虚湿重型）。

【来源】河南中医，2005，25（2）

∽·经验方5·∾

【组成】党参15克，黄芪15克，山萸肉10克，川仲20克，狗脊30克，芡实15克，川断15克，茯苓15克，白术12克，法夏10克，夏枯草10克，海藻15克，海螵蛸30克，牡蛎30克，白茅根30克，蛇舌草15克。

【用法】每日1剂，水煎服（复渣煎服2次），连用1个月为1个疗程。

【功效】补肝益肾，化痰祛湿，清热利水。

【主治】高尿酸血症（肝肾不足、内生湿热痰浊型）。

【来源】现代中西医结合杂志，2002，11（10）

∽·经验方6·∾

【组成】太子参30克，白术20克，茯苓20克，泽泻20克，怀山药30克，砂仁15克，薏苡仁20克，黄芪20克，黄柏15克，川芎20克，当归15克，连翘20克，栀子15克，草薢20克，车前子（包煎）15克，熟地黄15克，山茱萸15克，狗脊20克，甘草6克。

【用法】每日1剂，每剂水煎3次，每次煮出药液300毫升，早、晚分服。

【功效】补脾益肾，清热解毒，活血通络。

【主治】无症状高尿酸血症（脾肾亏虚兼瘀热型）。

【来源】风湿病与关节炎，2019，8（03）

∽·经验方7·∾

【组成】生黄芪30克，炒苍术15克，炒白术15克，茯苓20克，猪苓10克，土茯苓30克，草薢15克，薏苡仁30克，半夏10克，玉米须30克，泽泻10克，甘草6克。

【用法】每日1剂，水煎分早、晚2次服，连服14天。

【功效】益气健脾，祛湿化痰。

【主治】无症状高尿酸血症（脾虚兼痰湿型）。

【来源】风湿病与关节炎，2016，5（2）

∾· 经验方8 ·∾

【组成】黄芪30克，白术15克，萆薢10克，知柏10克，土茯苓10克，生山楂10克，莱菔子10克，山慈菇10克，忍冬藤10克，肉桂10克。

【用法】每日1剂，水煎取汁200毫升，分早、晚2次温服，1个月为1个疗程。

【功效】化湿解毒泄浊，健脾益气。

【主治】无症状高尿酸血症（脾失健运、湿浊内阻型）。

【来源】医药前沿，2012，2（1）

∾· 经验方9 ·∾

【组成】苍术、薏苡仁、萆薢、泽泻、虎杖、半夏、茯苓、莱菔子、白芥子、益母草。

【用法】每日1剂，水煎分2次服。

【功效】利湿祛痰化浊。

【主治】无症状性高尿酸血症（脾失健运、痰浊内生型）。

【来源】北京中医药，2013，32（1）

∾· 经验方10 ·∾

【组成】石决明、何首乌、夜交藤、桑寄生、丹参、土茯苓、威灵仙等各30克，熟地15克，郁金、石菖蒲、山萸肉、杜仲、草薢各12克，白蒺藜、知母、黄柏9克。

【用法】每日1剂，水煎分2次温服，连服4周。

【功效】调补肝肾，祛痰湿，通经络。

【主治】高血压合并高尿酸血症（肝肾亏虚、痰湿内停型）。

【来源】中西医结合心血管病电子杂志，2018，6（21）

∽· 经验方11 ·∾

【组成】黄芪30克，丹参20克，萆薢15克，泽泻15克，泽兰15克，薏米15克，三七15克，白术10克，淫羊藿15克，大黄5克，甘草10克。

【用法】每日1剂，水煎至300毫升，分早、晚2次口服，连服4周。

【功效】益气健脾补肾，化痰活血。

【主治】冠心病合并无症状高尿酸血症（脾肾两虚、痰湿内生型）。

【来源】中国中医药科技，2013，20（03）

∽· 经验方12 ·∾

【组成】柴胡15克，白芍20克，土茯苓50克，生薏苡仁50克，威灵仙30克，丹参30克，泽兰10克，茯苓20克，泽泻15克，桂枝15克，玉米须60克，大黄10克，厚朴20克，佩兰15克，秦皮25克，生山楂30克。

【用法】每日1剂，水煎分2次服，连服10剂。

【功效】疏肝健脾温肾，解毒通络排浊。

【主治】2型糖尿病合并高尿酸血症（肝郁脾虚、浊瘀内蕴型）。

【来源】中国民间疗法，2019，27（21）

第二节 外用方

❧· 自拟灌肠方 ·❧

【组成】大黄30克，煅龙骨（先煎）30克，煅牡蛎（先煎）30克，炒川牛膝30克，益母草30克，蒲公英30克，牡丹皮30克，赤芍20克，丹参20克。

【用法】1剂水煎3袋，每袋200毫升，200毫升一次灌完，每天灌肠1次，2剂为1个疗程，共灌肠2个疗程。

【功效】清热除湿，逐瘀降浊。

【主治】无症状高尿酸血症（湿热蕴结型）。

【来源】医药前沿，2014，（14）

❧· 四妙散加味灌肠方 ·❧

【组成】生薏苡仁、苍术、黄柏、牛膝、土茯苓、生大黄。

【用法】水煎灌肠，每日1次，2周为1个疗程。

【功效】健脾除湿，清热祛瘀。

【主治】高尿酸血症（湿热瘀阻型）。

【来源】中医临床研究，2014，6（6）

第三节 内外合治方

❧· 痛风内外合治方 ·❧

【组成】防风10克，木瓜15克，赤芍15克，川芎15克，酸枣仁15克，怀牛膝15克，威灵仙15克，炒苍术15克，炒杜仲15克，生地黄30克，绵革薢30克，土茯苓30克。

【用法】①内服：用水煎服，取汁300毫升，分早、晚2次服。②外用：将药用水煎服，取汁500毫升，并加入150毫升陈醋，用纱布浸于药液中，并将其放置于纯棉垫上（厚度为1.5厘米、面积为10厘米×5厘米），敷于患者双侧肾俞穴以及病变区域，采用脉冲电波和直流电促进药物经病灶皮肤深入导入，每日1次，每次20分钟。

【功效】补肾调肝健脾，解毒清热利湿，活血散瘀，消肿止痛。

【主治】高尿酸血症。

【来源】中医临床研究，2019，11（24）

化湿通痹汤口服合四妙汤灌肠治疗方

【组成】①化湿通痹汤（免煎颗粒）：黄芪30克，生白术30克，丹参15克，桃仁12克，红花12克，土茯苓15克，绵革薢15克，酒大黄10克，车前子（包煎）15克。②四妙汤（免煎颗粒）：苍术、黄柏、川牛膝各15克，薏苡仁30克。

【用法】①化湿通痹汤：每日1剂，分早、晚2次服，7天为1个疗程，连服4个疗程。②四妙汤：取开水150毫升充分溶解，晾温后灌肠，每次保留1~2小时，每天2次。7天为1个疗程，连续灌肠4个疗程。

【功效】清热利湿，活血化瘀，祛浊。

【主治】高尿酸血症（脾虚湿阻型）。

【来源】兵团医学，2019（3）

补肾调肝活血利湿方内服及离子导入治疗方

【组成】①补肾调肝活血利湿方：土茯苓30克，绵革薢30克，生地黄30克，炒杜仲15克，炒苍术15克，威灵仙15克，怀牛膝15克，炒酸枣仁15克，川芎15克，赤芍15克，木瓜15克，防风10克。②离子导入治疗方：黄芪45克，山茱萸30克，川芎20克，当归20克，女贞子15克，丹参15克，白芍15克，赤芍15克，桂枝15克，白芷15克，大黄10克，冰片10克，甘草6克。

【用法】①补肾调肝活血利湿方：每日1剂，水煎取汁300毫升，分2次服，连服4周。②离子导入治疗方：水煎取汁500毫升，并加入陈醋150毫升，于厚度为1.5厘米、面积为10厘米×5厘米纯棉垫上放置浸透药汁的药布，敷于双侧肾俞穴及病变区域，以脉冲电波、直流电使药物离子由腧穴及病变局部皮肤朝深处移动导入，每次20分钟，每日1次。连续治疗4周。

【功效】补肾调肝，清热利湿，活血散瘀，消肿止痛。

【主治】高尿酸血症合并痛风（肝肾亏虚、湿痰瘀蕴结型）。

【来源】中国中医急症，2018，27（2）

第二章　急性痛风性关节炎

痛风是由嘌呤代谢紊乱引起的以急性关节炎反复发作、高尿酸血症、痛风石、肾脏损害等为临床特点的仅次于糖尿病的第二大代谢性疾病。流行病学研究表明近年来痛风的发病率呈上升趋势，以中老年男性居多，但随着饮食结构及生活方式的改变，该病已经呈现出年轻化的态势，男女患病的比例也在不断地缩小，我国目前痛风患病率约为0.84%。一旦患此病，长期疼痛发作，严重影响生活质量。

痛风急性发作期，尿酸盐结晶沉积于关节组织内，趋化白细胞，使之释放多种炎症介质，导致急性炎症发作。典型的急性痛风性关节炎的发作特点是：骤然起病，甚至呈爆发性，在突发的关节肿痛前常有应激期或者疲乏、周身不适及关节周围刺痛等发作先兆，关节疼痛多首发于夜间，通常单关节起病，首次发作多位于第一跖趾关节。

痛风性关节炎在金元以前多归属于"痹证""贼风""历节风""白虎历节""脚气"范畴，金元四大家之一朱丹溪首先提出"痛风"之名，《丹溪心法》曰："痛风者，四肢百节走痛，方书谓之白虎历节证是也。"历代医家对痛风病因病机论述颇多，《素问·痹论》曰："所谓痹者，各以其时重感于风寒湿之气也。"认为风寒湿侵袭人体为其病因。龚廷贤之《万病回春》云："一切痛风，肢体痛者，痛属火，肿属湿……所以膏粱之人，多食煎、炒、炙煿、酒肉，热物蒸脏腑，所以患痛风、恶疮痛疽者最多。"《医学汇海》亦指出："历节风证，痛者属火，肿者属湿，不可食肉。"

认为过食肥甘厚味、煎炸炙煿之品，痰湿火热内生而致发病。

因此，急性痛风性关节炎多是由于素体禀赋不足，加之饮食不节，嗜食膏粱厚味，导致中焦脾虚不运，酿生湿热，或地处湿热之地，外感湿热之邪。湿热蕴积不去，日久化生浊毒，浊毒瘀滞于血中，泄利不畅，痹阻关节，不通则痛而发病。临床治疗，急则治其标，以清热解毒、利湿泄浊、化瘀通络等为主。

第一节　内服方

·ᨢ　消痛汤　ᨢ·

【组成】制川乌10克，汉防己20克，生黄芪20克，生薏苡仁20克，独活10克，秦艽10克，赤芍15克，三七粉（分吞）3克。

【用法】每日1剂，水煎分2次服。

【功效】温经散寒镇痛，利湿消肿。

【主治】急性痛风性关节炎（寒湿瘀热夹杂型）。

【来源】中医正骨，1999，11（10）

·ᨢ　平痛汤　ᨢ·

【组成】麻黄6克，细辛10克，制川乌10克，制草乌10克，生黄芪30克，当归12克，熟地黄12克，白芍12克，甘草10克，防己15克，白术12克。

【用法】每日1剂，水煎分2次服。

【功效】温经散寒，除湿止痛。

【主治】急性痛风性关节炎（寒湿痹阻型）。

【来源】河南中医，2003，23（2）

·附红汤·

【组成】桂枝15克，苍术15克，薏苡仁15克，延胡索15克，当归12克，制附子（先煎）10克，炙甘草10克，防风10克，红花10克，牛膝10克，白芍6克。

【用法】每日1剂，水煎分2次服。

【功效】温经通络。

【主治】急性痛风性关节炎（风寒阻络型）。

【来源】云南中医学院学报，2003，26（2）

·祛浊痛痹颗粒·

【组成】制川乌10克，生黄芪15克，土茯苓15克，防己10克，赤芍15克，忍冬藤30克。

【用法】每日1剂，水煎分2次服。

【功效】健脾利湿祛浊，解毒通瘀除痹。

【主治】急性痛风性关节炎（寒湿瘀热夹杂型）。

【来源】浙江中医学院学报，2004，28（4）

·温散豁痰逐瘀汤·

【组成】苍术30克，炙麻黄9克，厚朴15克，细辛3克，草薢15克，威灵仙15克，白芥子15克，莪术15克，山慈菇15克，田三七6克，生薏仁20克。

【用法】每日1剂，水煎分2次服。

【功效】温经散寒，逐瘀止痛，豁痰散结。

【主治】急性痛风性关节炎（风寒湿瘀阻型）。

【来源】辽宁中医药大学学报，2007，7（1）

～· 增味五痹汤 ·～

【组成】麻黄16~25克，桂枝10~18克，红花10克，白芷10克，葛根24克，川乌（先煎1小时祛毒）10克，羚羊粉（冲服）0.6克，黄芪30克，防风10克，防己10克，羌活10克，知母10克，石膏30克，丹皮10克，赤芍10克，茜草10克，土鳖虫10克，乌梢蛇10克。

【用法】每日1剂，水煎分2次服。

【功效】温阳宣痹，清热凉血，活血止痛。

【主治】急性痛风性关节炎（风寒湿瘀阻型）。

【来源】吉林中医药，1999，19（4）

～· 四妙汤加味 ·～

【组成】苍术10克，黄柏10克，牛膝10克，薏苡仁30克，连翘10克，赤芍10克，延胡索10克，当归尾10克。

【用法】每日1剂，水煎分2次服。

【功效】清热利湿，除痹止痛。

【主治】急性痛风性关节炎（风寒湿热型）。

【来源】安徽中医临床杂志，2003，15（3）

～· 消炎止痛汤 ·～

【组成】制川乌（先煎）10克，防己20克，生黄芪20克，薏苡仁20克，独活10克，秦艽10克，元胡10克，赤芍15克，三七（冲服）3克。

【用法】每日1剂，水煎分2次服。

【功效】温经散寒镇痛，利湿消肿。

【主治】急性痛风性关节炎（寒湿瘀热夹杂型）。

【来源】实用中医内科杂志，2007，21（4）

❧ · 淡渗利湿方 · ❧

【组成】车前子（包煎）15克，萆薢20克，茯苓20克，土茯苓20克，猪苓10克，泽泻10克，益母草10克，淡竹叶5克。

【用法】每日1剂，水煎分2次服。

【功效】淡渗利湿，清热化瘀。

【主治】急性痛风性关节炎（湿热蕴结型）。

【来源】实用中医药杂志，2005，21（3）

❧ · 清热凉血利湿方 · ❧

【组成】忍冬藤40克，生石膏（先煎）40克，黄柏12克，苍术15克，牛膝15克，海桐皮15克，威灵仙15克，豨莶草15克，羌活12克，赤芍30克。

【用法】每日1剂，水煎分2次服。

【功效】清热凉血，利湿通络。

【主治】急性痛风性关节炎（湿热内阻型）。

【来源】右江民族医学院学报，2003，25（3）

❧ · 祛风宣痹汤 · ❧

【组成】土茯苓30克，忍冬藤30克，滑石（包煎）30克，赤小豆30克，丝瓜络20克，薏苡仁20克，萆薢15克，威灵仙15克，防己12克，秦艽12克，栀子12克，蚕沙（包煎）10克，泽泻9克，地龙9克。

【用法】每日1剂，水煎分2次服。

【功效】清热利湿，解毒泄浊。

【主治】急性痛风性关节炎（湿热痰瘀型）。

【来源】陕西中医，2007，28（8）

·三妙散加味汤·

【组成】苍术15克，牛膝30克，黄柏10克，生石膏（先煎）30克，土茯苓30克，萆薢20克，七叶一枝花30克，山慈菇30克，地龙10克，威灵仙10克，丹参20克，防己10克。

【用法】每日1剂，水煎分2次服。

【功效】清热化湿，活血通络。

【主治】急性痛风性关节炎（湿热瘀阻型）。

【来源】中国实用乡村医生杂志，2005，12（10）

·四妙三藤饮·

【组成】苍术10克，黄柏10克，牛膝15克，薏苡仁15克，鸡血藤15克，络石藤15克，土茯苓30克，宽根藤15克，滑石（包煎）15克，甘草6克。

【用法】每日1剂，水煎分2次服。

【功效】清热祛湿，祛风通络止痛。

【主治】急性痛风性关节炎（湿热内蕴型）。

【来源】中国民间疗法，2006，14（2）

·四妙丸加味1·

【组成】苍术10克，黄柏10克，当归10克，甘草10克，薏苡仁20克，忍冬藤20克，萆薢20克，生地15克，牛膝15克，蚕沙（包煎）15克，九节风15克。

【用法】每日1剂，水煎分2次服。

【功效】清热除湿，消肿止痛。

【主治】急性痛风性关节炎（湿热邪阻、气血郁滞型）。

【来源】实用中医药杂志，2006，22（4）

·四妙丸加味2·

【组成】黄柏20克，苍术10克，怀牛膝10克，薏苡仁20克，泽泻15克，桂枝10克，威灵仙20克，独活10克，防风10克，桑枝30克。

【用法】每日1剂，水煎分2次服。

【功效】清热利湿，通络宣痹。

【主治】急性痛风性关节炎（湿热蕴结型）。

【来源】《医话药考》

·四藤通络汤·

【组成】忍冬藤15克，鸡血藤15克，海风藤15克，络石藤15克，秦艽10克，威灵仙10克，五加皮10克，防己10克，独活10克，牛膝10克，当归10克。

【用法】每日1剂，水煎分2次服。

【功效】清热利湿，通络除痹。

【主治】急性痛风性关节炎（湿热壅阻经络型）。

【来源】中医研究，2000，13（2）

·四妙勇安加味汤·

【组成】金银花30克，元参30克，山药30克，炒薏苡仁30克，当归20克，甘草10克，川芎10克，生地15克，川牛膝15克。

【用法】每日1剂，水煎分2次服。

【功效】清热解毒，活血止痛。

【主治】急性痛风性关节炎（热毒内蕴型）。

【来源】陕西中医，2007，28（5）

⸻ · 四妙散合白虎桂枝汤 · ⸻

【组成】黄柏10克，苍术10克，薏苡仁20克，牛膝10克，生石膏30克，知母10克，桂枝10克，红花5克，桃仁10克，土茯苓15克，萆薢15克，泽泻15克，生甘草10克。

【用法】每日1剂，水煎分2次服。

【功效】清热祛湿，活血通络。

【主治】急性痛风性关节炎（湿热内蕴型）。

【来源】云南中医学院学报，2007，30（5）

⸻ · 白虎加桂枝汤1 · ⸻

【组成】知母10克，木瓜10克，苍术10克，防风10克，石膏（先煎）30克，粳米30克，桂枝30克，桑枝30克，土茯苓30克，炙甘草5克。

【用法】每日1剂，水煎分2次服。

【功效】祛风除湿，清热通络止痛。

【主治】急性痛风性关节炎（湿热流注、痰瘀痹阻型）。

【来源】中医药导报，2005，11（12）

⸻ · 白虎加桂枝汤2 · ⸻

【组成】知母12克，甘草6克，粳米18克，桂枝18克，生石膏（先煎）50克。

【用法】每日1剂，水煎分2次服。

【功效】清热通络止痛。

【主治】急性痛风性关节炎［热毒、湿（痰）浊互结型］。

【来源】广东医科大学学报，2019，37（5）

白虎桂枝汤

【组成】石膏（先煎30分钟）30克，知母10克，桂枝10克，粳米10克，甘草5克。

【用法】每日1剂，水煎分2次服。

【功效】清热通络，祛风除湿。

【主治】急性痛风性关节炎（湿热蕴结型）。

【来源】现代医院，2005，5（10）

运脾利尿凉血汤

【组成】土茯苓、川草薢、焦山楂各20克，猪苓、瞿麦、萹蓄、车前子（包煎）、玄参、黄柏各15克，生米仁、青风藤各30克，白术、丹皮各10克，生石膏（先煎）50克，苍术10克，知母10克。

【用法】每日1剂，水煎分2次服。

【功效】健脾化湿，利尿泄浊，清热凉血。

【主治】急性痛风性关节炎（脾胃湿热型）。

【来源】浙江中医杂志，2001，36（6）

急痛汤

【组成】百合30克，土茯苓30克，薏苡仁30克，草薢30克，蚕沙（包煎）12克，露蜂房10克，桃仁10克，红花10克，虎杖20

克，山慈菇10克，牛膝12克。

【用法】每日1剂，水煎分2次服。

【功效】清热除湿祛瘀。

【主治】急性痛风性关节炎（气血阴阳失衡、湿热瘀停滞型）。

【来源】河北中医，2003，25（2）

·十花饮·

【组成】金银花20克，野菊花10克，一枝黄花10克，金莲花10克，木槿花10克，凌霄花10克，山茶花10克，金雀花10克，芙蓉花10克，西红花3克。

【用法】每日1剂，水煎分2次服。

【功效】清热解毒，化瘀通络。

【主治】急性痛风性关节炎（热毒蕴结型）。

【来源】湖北中医杂志，2002，24（6）

·痛风汤·

【组成】忍冬藤20克，土茯苓20克，萆薢20克，蒲公英20克，当归15克，玄参10克，黄柏10克，牛膝10克，泽泻10克，丹皮10克，甘草5克，寻骨风10克。

【用法】每日1剂，水煎分2次服。

【功效】清热解毒，利湿消肿，活血止痛。

【主治】急性痛风性关节炎（风毒火痰瘀滞型）。

【来源】湖南中医杂志，2004，20（1）

·痛风散·

【组成】桂枝，秦艽，桑枝，栀子，黄芩，五加皮，薏苡仁，木瓜，防己，川牛膝，赤芍，生地黄，知母，生石膏（先煎），钩藤，甘草。

【用法】共研细末，5克一包备用。每天3次，每次1包。

【功效】祛风湿，强筋骨，利关节，止痹痛。

【主治】急性痛风性关节炎（风湿郁热或风寒湿痹阻型）。

【来源】长春中医学院学报，2001，17（2）

ᔆᘓ · 痛风饮 · ᔆᘓ

【组成】茜草20克，泽兰20克，赤芍30克，金银花30克，元参30克，两头尖20克，金果榄12克，大黄6克，黄柏15克，山慈菇12克，川牛膝15克，甘草10克。

【用法】每日1剂，水煎分2次服。

【功效】清热利湿，消瘀止痛。

【主治】急性痛风性关节炎（风湿热痹型）。

【来源】中国中西医结合外科杂志，2007，13（1）

ᔆᘓ · 痛风宁 · ᔆᘓ

【组成】生大黄10克，黄柏10克，陈皮10克，茯苓30克，苡仁30克，车前子（包煎）30克，猪苓12克，苍术10克，川芎12克，牛膝10克。

【用法】每日1剂，水煎分2次服。

【功效】清热毒，祛湿邪，消肿止痛。

【主治】急性痛风性关节炎（湿热下注型）。

【来源】中国中西医结合外科杂志，2001，7（5）

ᔆᘓ · 痛风消炎汤 · ᔆᘓ

【组成】苍术10克，草薢10克，黄柏10克，木瓜15克，川牛膝15克，薏苡仁30克，桑枝15克，忍冬藤30克。

【用法】每日1剂，水煎分2次服。

【功效】利湿清热，通络止痛。

【主治】急性痛风性关节炎（湿热内蕴型）。

【来源】内蒙古中医药，2005，24（2）

·知柏山仙汤·

【组成】知母10克，黄柏12克，山慈菇15克，威灵仙12克，苍术10克，川牛膝18克，赤芍15克，防己12克，陈皮10克，鸡血藤30克，紫草15克，萆薢20克，生甘草10克。

【用法】每日1剂，水煎分2次服。

【功效】清热利湿，活血止痛。

【主治】急性痛风性关节炎（湿热瘀阻型）。

【来源】中国民间疗法，2006，14（4）

·茵陈五苓散1·

【组成】土茯苓60克，猪苓15克，泽泻20克，茵陈20克，防己15克，黄芪30克，川草薢30克，滑石（包煎）15克，白茅根30克，牛膝15克，延胡索12克，白芍30克，甘草6克。

【用法】每日1剂，水煎分2次服。10天为1个疗程。

【功效】利湿泄浊，清热解毒，消肿散结，通络止痛。

【主治】急性痛风性关节炎（湿浊凝聚、血气不清型）。

【来源】安徽中医临床杂志，2002，14（6）

·茵陈五苓散2·

【组成】茵陈25克，茯苓30克，猪苓20克，白术25克，桂枝5克，甘草5克，牛膝15克，草薢15克，薏苡仁30克，浙贝母20克。

【用法】每日1剂，水煎分2次服。

【功效】清热利湿，消肿止痛。

【主治】急性痛风性关节炎（湿热夹瘀型）。

【来源】广州中医药大学学报，2019，36（9）

❧· 痛风肿痛宁汤 ·❧

【组成】黄柏10克，栀子6克，土茯苓10克，草薢10克，地龙10克，秦艽10克，车前子（包煎）15克，防己10克，薏苡仁15克，赤芍10克，生大黄（后下）6克，黄芪15克，生地15克，川牛膝15克。

【用法】每日1剂，水煎分2次服。

【功效】清热利湿，通络止痛，凉血消肿。

【主治】急性痛风性关节炎（风湿郁热型）。

【来源】现代中西医结合杂志，2005，14（10）

❧· 痛风定痛清源汤 ·❧

【组成】金钱草30克，青风藤30克，山慈菇5~10克，干地龙10克，秦艽5~15克，臭梧桐5~10克，生石膏30~50克，知母8~15克，黑山栀10克，丹皮5~10克，生地15~30克，茯苓10~15克。

【用法】每日1剂，水煎分2次服。

【功效】清热泻火，利水消肿，通络止痛，排石散结。

【主治】急性痛风性关节炎（湿热搏结、化痰成石型）。

【来源】镇江医学院学报，2000，10（2）

～·· 五土五金汤 ··～

【组成】土茯苓20克，土牛膝15克，土黄连10克，土大黄15克，土鳖虫10克，金银花20克，金钱草30克，海金沙（包煎）15克，金莲花10克，金刚刺20克。

【用法】每日1剂，水煎分2次服。

【功效】清热利湿，凉血解毒，化瘀通络。

【主治】急性痛风性关节炎（湿热蕴毒型）。

【来源】山东中医杂志，2000，19（2）

～·· 痛风清解汤 ··～

【组成】金银花30克，蒲公英30克，土茯苓30克，大黄6克，忍冬藤30克，丹皮12克，赤芍12克，白芍30克，萆薢15克，山慈菇12克，生甘草10克，细辛10克，黄柏10克，苍术12克，薏苡仁20克，川牛膝12克。

【用法】每日1剂，水煎分2次服。

【功效】清热利湿解毒。

【主治】急性痛风性关节炎（湿热蕴毒痹阻型）。

【来源】四川中医，2003，21（7）

～·· 痛风速效汤 ··～

【组成】黄柏10克，苍术15克，薏苡仁30克，牛膝15克，土茯苓30克，萆薢15克，山慈菇15克，生地15克，赤芍15克，丹皮10克，秦艽10克，威灵仙15克，浙贝15克，僵蚕15克，蒲公英30克。

【用法】每日1剂，水煎分2次服。

【功效】清热利湿，凉血解毒，化痰活血，通络止痛。

【主治】急性痛风性关节炎（湿热蕴结、瘀热阻滞型）。

【来源】中医药导报，2005，11（6）

⸺ · 宣痹汤加减 · ⸺

【组成】木防己15克，杏仁15克，赤小豆15克，木通15克，络石藤15克，海桐皮15克，栀子10克，连翘10克，半夏10克，蚕沙（包煎）10克，地龙10克，薏苡仁30克，葛根30克。

【用法】每日1剂，水煎2次，取汁300毫升，分3次口服，20天为1个疗程。

【功效】清热通络，祛风胜湿。

【主治】急性痛风性关节炎（湿热痹阻型）。

【来源】江西中医药，2000，31（5）

⸺ · 延胡定痛汤 · ⸺

【组成】延胡索10克，金钱草30克，车前子（包煎）10克，泽泻10克，防己10克，黄柏10克，草薢10克，生薏苡仁30克，虎杖10克，金银花藤10克，山慈菇10克，赤芍10克。

【用法】每日1剂，水煎分2次服。

【功效】清热利湿，通络止痛。

【主治】急性痛风性关节炎（湿热内蕴、络脉瘀滞型）。

【来源】河南中医，2005，25（12）

⸺ · 排尿酸解毒汤 · ⸺

【组成】黄柏15克，苍术15克，牛膝15克，滑石15克，莱菔子15克，薏苡仁30克，败酱草30克，制附子（先煎）6克，地龙20克，威灵仙20克，甘草10克。

【用法】每日1剂，水煎分2次服。

【功效】清热解毒，燥湿利湿。

【主治】急性痛风性关节炎（湿热内蕴型）。

【来源】四川中医，2004，22（7）

·ᕫ· 加味鸡鸣散 ·ᕫ·

【组成】木瓜15克，槟榔10克，吴茱萸6克，陈皮10克，黄柏10克，怀牛膝10克，薏苡仁30克，桑枝15克，萆薢15克，山慈菇10克，海桐皮15克，地龙10克，黄芪20克。

【用法】每日1剂，水煎分2次服。

【功效】清热利湿，祛风通络止痛。

【主治】急性痛风性关节炎（湿热内蕴型）。

【来源】湖南中医药导报，2001，7（12）

·ᕫ· 加味五藤饮 ·ᕫ·

【组成】鸡血藤30克，海风藤30克，络石藤30克，青风藤30克，忍冬藤30克，川牛膝15克，生薏仁15克，当归15克，赤芍20克，丹参20克，车前子（包煎）12克。

【用法】每日1剂，水煎分2次服。

【功效】清热利湿，活血通脉。

【主治】急性痛风性关节炎（湿热内蕴、痹阻经脉型）。

【来源】陕西中医，2005，26（12）

·ᕫ· 加味宣痹汤 ·ᕫ·

【组成】防己15克，赤小豆15克，杏仁15克，滑石（包煎）30克，连翘9克，地龙12克，栀子12克，薏苡仁20克，半夏8克，蚕沙（包煎）10克，蜈蚣2条，石膏60克，制马钱子1克。

【用法】每日1剂，水煎分2次服。

【功效】清热利湿，通经活络止痛。

【主治】急性痛风性关节炎（水湿、痰热瘀阻经脉型）。

【来源】湖北中医杂志，2000，22（4）

·加味萆薢化毒汤·

【组成】萆薢30克，薏苡仁20克，秦艽10克，归尾10克，丹皮10克，牛膝10克，防己10克，木瓜10克，地龙15克，忍冬藤30克，泽兰12克，泽泻12克。

【用法】每日1剂，水煎分2次服。

【功效】清热利湿，祛痹通络。

【主治】急性痛风性关节炎（湿热蕴结型）。

【来源】陕西中医，1996，17（5）

·痛风消·

【组成】苍术6克，黄柏6克，牛膝10克，生薏苡仁20克，萆薢12克，土茯苓10克，泽泻8克。

【用法】每日1剂，水煎分早、晚2次服。

【功效】清化湿热，泄浊通痹。

【主治】急性痛风性关节炎（浊毒凝聚、气血郁滞型）。

【来源】江苏中医，1999，20（4）

·八正散加减·

【组成】川木通10克，车前子（包煎）15克，滑石（包煎）30克，栀子10克，萹蓄10克，大黄10克，金钱草50克，虎杖15克，白花蛇舌草30克，忍冬藤30克，土茯苓30克，蒲公英30克，山慈菇10克。

【用法】每日1剂，水煎分2次服。

【功效】清热利湿，祛瘀通络止痛。

【主治】急性痛风性关节炎（湿热蕴结型）。

【来源】湖南中医杂志，2005，21（2）

·海桐寻骨汤·

【组成】海桐皮18克，寻骨风25克，黄柏10克，木瓜10克，白芍15克，车前子（包煎）10克，川黄连6克，薏苡仁30克，玄参10克，牡丹皮10克，通草6克，生地黄10克，延胡索10克，泽泻10克，土茯苓15克。

【用法】每日1剂，水煎分2次服。

【功效】清热利湿，舒筋活络，散瘀止痛。

【主治】急性痛风性关节炎（湿热下注、经脉瘀阻型）。

【来源】河北中医，2003，25（7）

·痹证1号·

【组成】防风12克，防己10克，苍术15克，牛膝12克，威灵仙15克，忍冬藤20克，连翘15克，桑枝15克，红花10克，豨莶草15克，鸡血藤20克，秦艽15克，黄芪30克。

【用法】每日1剂，水煎分3次服。

【功效】祛风清热利湿，益气活血通络。

【主治】急性痛风性关节炎（湿热阻络型）。

【来源】山东中医药大学学报，2020，44（1）

·加味桂枝附子汤·

【组成】桂枝20克，制附子（先煎）15克，土茯苓20克，千斤拔15克，苏木15克，海桐皮10克，延胡索10克，细辛10克，炙麻黄15克，蚕沙（包煎）9克，萆薢15克，甘草10克。

【用法】每日1剂，水煎分2次服。

【功效】祛湿温阳，行气止痛。

【主治】急性痛风性关节炎（脾肾亏虚型）。

【来源】中国老年学杂志，2020，40（1）

～·四妙散加减·～

【组成】土茯苓20克，忍冬藤15克，鸡血藤20克，大血藤15克，桑白皮20克，郁李仁15克，龙骨（先煎）30克，牡蛎（先煎）30克，萆薢15克，黄柏15克，牛膝20克，苍术15克，炒薏苡仁30克，丹参15克，桃仁15克，红花15克，白花蛇舌草15克，甘草10克。

【用法】每日1剂，水煎分2次服。

【功效】清热利湿，活血通络。

【主治】急性痛风性关节炎（湿热内蕴兼血瘀型）。

【来源】风湿病与关节炎，2020，9（1）

～·四妙散丝瓜络汤·～

【组成】黄柏10克，苍术10克，薏苡仁150克，牛膝10克，丝瓜络30克，补骨脂15克，桑枝10克，白花蛇舌草20克，生甘草6克。

【用法】每日1剂，水煎分2次服。

【功效】清热泄浊化瘀，通络止痛。

【主治】急性痛风性关节炎（湿热壅盛型）。

【来源】临床合理用药杂志，2020，13（1）

桂枝芍药知母汤加味

【组成】桂枝9克，炒白芍15克，知母12克，炙麻黄6克，炒白术9克，防风9克，制附子（先煎）9克，炒薏苡仁30克，炙甘草6克，生姜6克。

【用法】每日1剂，水煎分2次服。

【功效】外散风寒，内清湿热，补肾健脾，调和气血。

【主治】急性痛风性关节炎（寒热错杂型）。

【来源】四川中医，2015，33（2）

加味四妙丸

【组成】苍术15克，薏苡仁20克，牛膝15克，黄柏10克，泽泻12克，山慈菇15克，乌梢蛇9克，桂枝9克，土茯苓15克。

【用法】每日1剂，水煎分2次服。

【功效】清热燥湿，通痹止痛。

【主治】急性痛风性关节炎（湿热蕴结型）。

【来源】中医杂志，2017，58（24）

丹溪痛风汤

【组成】龙胆草15克，苍术（泔浸）15克，黄柏（酒炒）15克，神曲12克，桃仁12克，威灵仙（酒拌）12克，羌活12克，胆南星（姜制）10克，川芎10克，白芷10克，防己10克，桂枝10克，红花5克。

【用法】每日1剂，水煎分2次服。

【功效】清热化痰，祛风化湿，活血化瘀。

【主治】急性痛风性关节炎（湿热蕴结型）。

【来源】中国医学创新，2019，16（1）

～•· 萆薢祛风饮 ·•～

【组成】萆薢30克，土茯苓20克，薏苡仁20克，车前草15克，蒲公英15克，山慈菇20克，忍冬藤20克，地龙15克，赤小豆12克，赤芍12克，川牛膝12克。

【用法】每日1剂，水煎分2次服。

【功效】清热利湿，通络止痛

【主治】急性痛风性关节炎（湿热蕴结型）。

【来源】广州中医药大学学报，2019，36（2）

～•· 萆薢渗湿汤 ·•～

【组成】萆薢12克，泽泻12克，黄柏10克，牡丹皮10克，薏苡仁20克，赤茯苓15克，滑石（包煎）15克，通草6克。

【用法】每日1剂，水煎分2次服。

【功效】祛湿化瘀，通络利关节。

【主治】急性痛风性关节炎（湿浊内阻型）。

【来源】中国医学创新，2019，16（28）

～•· 蠲痹历节清方 ·•～

【组成】苍术20克，黄柏10克，黄芩10克，土茯苓15克，茵陈15克，防己10克，泽泻10克，白术10克，当归15克，甘草6克。

【用法】每日1剂，水煎分2次服。

【功效】清热利湿，化瘀止痛。

【主治】急性痛风性关节炎（湿热瘀阻型）。

【来源】云南中医学院学报，2016，39（1）

～•· 防己黄芪汤 ·•～

【组成】黄芪15克，防己12克，白术10克，赤芍10克，金银花10克，紫草10克，茯苓30克，猪苓15克，泽泻10克，甘草3克，藿香梗3克。

【用法】每日1剂，水煎分2次服。

【功效】扶脾利湿，清热排毒。

【主治】急性痛风性关节炎（湿热蕴结型）。

【来源】《郑则敏学术经验集》

∽· 周锦明自拟方 ·∾

【组成】黄芪30克，地黄15克，六月雪30克，鹿衔草30克，茯苓15克，黄柏9克，山茱萸15克，山药15克，丹参30克，黄精9克，鬼箭羽15克，玉米须15克，土茯苓30克，薏苡仁30克，忍冬藤30克，牛膝15克。

【用法】每日1剂，水煎分2次服。

【功效】清热利湿，疏风止痛。

【主治】急性痛风性关节炎（湿热痹阻型）。

【来源】《周锦明临证经验集萃》

∽· 刘仁庆自拟方1 ·∾

【组成】苍术15克，黄柏10克，怀牛膝10克，薏苡仁30克，桑枝20克，海桐皮20克，忍冬藤30克，威灵仙10克，土茯苓30克。

【用法】每日1剂，水煎分2次服。

【功效】祛风清热，化湿通痹。

【主治】急性痛风性关节炎（风湿热痹型）。

【来源】《刘仁庆临床文案集》

∽· 刘仁庆自拟方2 ·∾

【组成】制川乌10克，麻黄10克，白芍10克，黄芪20克，附子（先煎）10克，桂枝10克，白术10克，防风10克，防己10克，甘草10克，鸡血藤20克，威灵仙10克。

【用法】每日1剂，水煎分2次服。

【功效】温经散寒，祛风化湿。

【主治】急性痛风性关节炎（风寒湿痹型）。

【来源】《刘仁庆临床文案集》

刘仁庆自拟方3

【组成】桃仁10克，红花10克，当归10克，川芎10克，威灵仙10克，穿山甲10克，白芥子10克，胆南星10克，全蝎10克，蜈蚣10克，鹿角胶10克，细辛10克。

【用法】每日1剂，水煎分2次服。

【功效】化痰祛瘀，通经散结。

【主治】急性痛风性关节炎（痰瘀痼结型）。

【来源】《刘仁庆临床文案集》

息痛散加味1

【组成】生石膏（先煎）80克，忍冬藤20克，苍术10克，黄柏12克，威灵仙15克，全蝎10克，桃仁12克，牛膝12克，生大黄（后下）10克，甘草6克。

【用法】每日1剂，水煎分2次服。

【功效】泻火解毒，除湿通络。

【主治】急性痛风性关节炎（湿热瘀毒型）。

【来源】《名中医吉海旺中医风湿病诊治辑要》

息痛散加味2

【组成】石膏（先煎）50克，忍冬藤15克，苍术10克，黄柏

12克，全蝎10克，桃仁10克，牛膝15克，薏苡仁30克，黄芩12克，白茅根15克，滑石15克，黄连9克，麦冬15克。

【用法】每日1剂，水煎分2次服。

【功效】清热解毒，除湿通络。

【主治】急性痛风性关节炎（湿热毒蕴型）。

【来源】《名中医吉海旺中医风湿病诊治辑要》

·～⌒ 健脾化湿方加味 ·⌒～·

【组成】白术15克，茯苓15克，苍术12克，生薏苡仁30克，黄柏10克，滑石（包煎）15克，姜半夏10克，当归10克，威灵仙15克，川牛膝10克，通草10克。

【用法】每日1剂，水煎分2次服。

【功效】利湿化浊，通络止痛。

【主治】急性痛风性关节炎（湿浊痹阻型）。

【来源】《名中医吉海旺中医风湿病诊治辑要》

·～⌒ 陈湘如自拟方1 ·⌒～·

【组成】生白术12克，生薏苡仁15克，忍冬藤30克，金银花12克，山慈菇15克，粉萆薢30克，丹参15克，牛膝15克，莪术15克，鸡内金15克，金钱草30克，赤芍15克，参三七6克，延胡索30克，蜂房12克。

【用法】每日1剂，水煎分2次服。

【功效】清化湿热，活血止痛。

【主治】急性痛风性关节炎（湿热内阻、瘀血内阻型）。

【来源】《岐黄春秋——风湿名家陈湘君行医从教五十周年文集》

·陈湘如自拟方2·

【组成】生白术12克，知母12克，忍冬藤30克，金银花12克，赤芍15克，山慈菇15克，鸡内金15克，金钱草30克，泽兰15克，泽泻15克，丹皮15克，丹参15克，延胡索15克，骨碎补15克。

【用法】每日1剂，水煎分2次服。

【功效】清热除湿，活血止痛。

【主治】急性痛风性关节炎（湿热蕴结、瘀血内阻型）。

【来源】《岐黄春秋——风湿名家陈湘君行医从教五十周年文集》

·陈湘如自拟方3·

【组成】苍术12克，白术12克，生薏苡仁15克，知母12克，黄柏12克，莪术30克，川芎30克，山慈菇15克，泽泻15克，泽兰15克，土茯苓30克，蚕沙（包煎）30克，牛膝15克。

【用法】每日1剂，水煎分2次服。

【功效】清化湿热，活血通络。

【主治】急性痛风性关节炎（湿热蕴结兼有瘀血型）。

【来源】《岐黄春秋——风湿名家陈湘君行医从教五十周年文集》

·陈湘如自拟方4·

【组成】白术12克，薏苡仁15克，知母12克，黄柏12克，土茯苓30克，莪术30克，山慈菇15克，蚕沙（包煎）30克，金蝉花15克，莱菔子30克，生山楂15克，鸡血藤30克，扦扦活30克。

【用法】每日1剂，水煎分2次服。

【功效】清化湿热，活血通络。

【主治】急性痛风性关节炎（湿热蕴结兼有瘀血型）。

【来源】《岐黄春秋——风湿名家陈湘君行医从教五十周年文集》

∽·痛风清热方·∽

【组成】土茯苓20克，紫花地丁15克，穿山甲10克，生大黄10克，黄柏10克，秦艽10克，白芥子10克，山慈菇10克，芒硝（冲服）10克，炒苍术10克，秦皮15克，茵陈10克，蒲公英10克，菝葜10克，白术10克，甘草6克。

【用法】每日1剂，水煎分2次服。

【功效】清热利湿解毒，化瘀通络。

【主治】急性痛风性关节炎（湿热蕴结型）。

【来源】湖南中医药大学学报，2019，39（9）

∽·四妙痛风宁方·∽

【组成】土茯苓50克，生薏苡仁40克，金钱草30克，忍冬藤30克，蒲公英20克，绵萆薢20克，苍术15克，白茅根15克，虎杖15克，生白芍15克，川牛膝15克，威灵仙15克，滑石（包煎）15克，黄柏15克，赤芍10克，牡丹皮10克，制没药6克，制乳香6克，生甘草5克。

【用法】每日1剂，水煎分2次服。

【功效】清热利湿，通络止痛。

【主治】急性痛风性关节炎（湿热蕴结型）。

【来源】四妙痛风宁方治疗急性痛风性关节炎的临床研究，河北大学（硕士学位论文），2019

⚘· 通络四妙汤 ·⚘

【组成】土茯苓30克，粉草薢20克，威灵仙20克，黄柏10克，苍术10克，川牛膝10克，生薏仁30克，独活15克，炒白芍10克，蜈蚣1条，白芥子10克，炒青皮10克。

【用法】每日1剂，水煎分2次服。

【功效】清热泄浊，化痰通络。

【主治】急性痛风性关节炎（湿热痰瘀型）。

【来源】通络四妙汤治疗急性痛风性关节炎湿热痰瘀证的临床疗效观察，南京中医药大学（硕士学位论文），2019

⚘· 痛风清解汤 ·⚘

【组成】苍术10克，黄柏10克，牛膝10克，苡仁30克，土茯苓30克，草薢20克，泽泻15克，金钱草30克，赤芍10克，丹皮10克，桑枝20克，威灵仙10克，忍冬藤20克，甘草5克。

【用法】每日1剂，水煎分2次服。

【功效】清热祛湿，解毒消肿，活血通络止痛。

【主治】急性痛风性关节炎（湿热型或痰瘀互结型）。

【来源】中国医院用药评价与分析，2019，19（9）

⚘· 土藤草汤 ·⚘

【组成】土茯苓30克，忍冬藤30克，大血藤10克，金钱草10克，黄柏10克，没药15克，白芷10克。

【用法】每日1剂，水煎分2次服。

【功效】清热解毒，利湿泻浊，荡涤痰瘀。

【主治】急性痛风性关节炎（热毒壅盛、瘀浊内阻型）。

【来源】中国医药导报，2019，16（16）

·土威除痹汤·

【组成】土茯苓15克，威灵仙10克，山慈菇9克，穿山龙15克，牡丹皮12克，车前草15克，秦皮12克，蒲公英15克，金银花15克，元胡10克，石菖蒲10克，萆薢15克。

【用法】每日1剂，水煎分2次服。

【功效】解热除湿，活血止痛。

【主治】急性痛风性关节炎（湿热瘀阻型）。

【来源】土威除痹汤治疗急性痛风性关节炎湿热瘀阻证的临床疗效观察，中国中医科学院（硕士学位论文），2019

·萆薢消痛饮·

【组成】绵萆薢30克，防己10克，土茯苓30克，丹参30克，当归10克，白术15克，玉米须10克，泽泻30克，薏苡仁10克，石菖蒲30克，乌药10克，炒僵蚕10克，醋延胡索30克，甘草10克。

【用法】每日1剂，水煎分2次服。

【功效】祛湿化瘀，通络利关节。

【主治】急性痛风性关节炎（湿热蕴结型）。

【来源】中国中医药现代远程教育，2018，16（24）

·金车化浊汤·

【组成】土茯苓30克，白花蛇舌草30克，金钱草60克，白茅根20克，车前草30克，生地黄30克，黄芩6克，黄柏6克，威灵仙10克，漏芦10克，穿山龙10克。

【用法】每日1剂，水煎分2次服。

【功效】化浊解毒，利湿消肿，活血通络。

【主治】急性痛风性关节炎（浊毒内蕴型）。

【来源】河北中医药学报，2018，33（3）

～· 中焦宣痹汤加减 ·～

【组成】防己10克，杏仁10克，滑石（包煎）10克，连翘10克，半夏10克，乳香10克，穿山甲10克，赤芍10克，赤小豆30克，金银花30克，薏苡仁15克，晚蚕沙（包煎）15克，丹参15克，木香10克，青蒿10克，鸡内金15克。

【用法】每日1剂，水煎分2次服。

【功效】除湿清热，化瘀通络，解热止痛。

【主治】急性痛风性关节炎（热痹型）。

【来源】《传世名方——医治风湿病的大医之法》

～· 利湿通络方 ·～

【组成】生薏苡仁30克，木瓜30克，土茯苓20克，车前草20克，苍术15克，赤芍15克，忍冬藤15克，地龙15克，丹参15克，泽兰15克，蜂房10克，桂枝10克，威灵仙10克。

【用法】每日1剂，水煎分2次服。

【功效】利湿，通络，止痛。

【主治】急性痛风性关节炎（瘀热阻滞型）。

【来源】内蒙古中医药，2018，37（12）

～· 苓泽合剂1 ·～

【组成】土茯苓30克，泽泻30克，川黄柏20克，苍术15克，知母25克，生姜10克，当归20克，白芍15克，红花15克。

【用法】每日1剂，水煎分2次服。

【功效】清热利湿，消肿除痹，通络止痛。

【主治】急性痛风性关节炎（风湿热痹型）。

【来源】中华中医药学刊，2018，36（8）

～·苓泽合剂2·～

【组成】土茯苓30克，泽泻30克，黄柏20克，苍术20克，薏苡仁20克，忍冬藤20克，络石藤20克，防己15克，知母15克。

【用法】每日1剂，水煎分2次服。

【功效】清利湿热，通络止痛。

【主治】急性痛风性关节炎（湿热瘀阻型）。

【来源】苓泽合剂治疗湿热瘀阻型急性痛风性关节炎临床观察，辽宁中医药大学（硕士学位论文），2017

～·清热逐风方·～

【组成】生石膏（包煎）15克，附片（先煎）10克，麻黄10克，大黄10克，苦参10克，炙甘草5克。

【用法】每日1剂，水煎分2次服。

【功效】清热除湿，祛风止痛。

【主治】急性痛风性关节炎（湿热痹阻型）。

【来源】甘肃中医药大学学报，2018，35（1）

～·食凉风清汤·～

【组成】食凉茶（山腊梅叶）30克，生黄芪30克，薏苡仁30克，土茯苓30克，丹参30克，萆薢20克，威灵仙20克，车前子（包煎）20克，鸡血藤20克，苍术10克，白芥子10克，制半夏10克，地龙10克，防风10克，羌活10克。

【用法】每日1剂，水煎分2次服。

【功效】健脾祛湿，清热解毒，活血通络。

【主治】急性痛风性关节炎（湿热蕴结型）。

【来源】浙江中医杂志，2018，53（3）

ᕫ·舒痛饮·ᕬ

【组成】半枫荷15克，金钱草15克，救必应20克，川牛膝15克，布渣叶20克，两面针20克，甘草10克。

【用法】每日1剂，水煎分2次服。

【功效】祛湿泄热，通痹化浊。

【主治】急性痛风性关节炎（湿热痹阻型）。

【来源】广州中医药大学学报，2018，35（6）

ᕫ·通痹祛痛膏·ᕬ

【组成】千年健15克，路路通15克，通草6克，海桐皮15克，鸡血藤15克，忍冬藤15克，王不留行20克，土茯苓15克，山慈菇6克，防己15克，车前子（包煎）10克，决明子10克，香附子15克，甘草10克。

【用法】每日1剂，水煎分2次服。

【功效】清热利湿，活血通络，止痛。

【主治】急性痛风性关节炎（湿热蕴结型）。

【来源】中医药导报，2018，24（23）

ᕫ·痛风泰颗粒·ᕬ

【组成】土茯苓45克，川萆薢30克，秦艽15克，山慈菇10克，赤芍10克，川牛膝10克，山茱萸6克。

【用法】每日1剂，水煎分2次服。

【功效】清热利湿，通络止痛。

【主治】急性痛风性关节炎（湿热内蕴型）。

【来源】甘肃中医药大学学报，2018，35（4）

∽· 痛风通络剂 ·∾

【组成】苍术20克，山慈菇20克，郁金20克，桃仁20克，黄柏18克，红花18克，生薏苡仁30克，川牛膝30克，萆薢30克，土茯苓30克，金钱草30克，泽泻30克，水蛭6克，甘草6克。

【用法】每日1剂，水煎分2次服。

【功效】清热利湿解毒，活血化瘀止痛。

【主治】急性痛风性关节炎（湿热蕴结型）。

【来源】山西中医，2018，34（7）

∽· 银花炎宁汤 ·∾

【组成】金银花18克，土茯苓18克，天花粉9克，浙贝母9克，炮甲9克，当归9克，陈皮9克，萆薢6克，乳香6克，没药6克，甘草6克，薏苡仁12克，皂角刺12克。

【用法】每日1剂，水煎分2次服。

【功效】清热利湿解毒，消毒消肿，凉血止痛。

【主治】急性痛风性关节炎（湿热蕴结型）。

【来源】世界最新医学信息文摘，2018，18（105）

∽· 壮药龙钻通痹方 ·∾

【组成】飞龙掌血10克，大钻15克，两面针10克，青风藤15克，五指毛桃15克，葫芦茶15克，土茯苓10克，薏苡仁10克。

【用法】每日1剂，水煎分2次服。

【功效】祛风除痹，消肿止痛，清热利湿，益气通络。

【主治】急性痛风性关节炎（湿热蕴结型）。

【来源】壮药龙钻通痹方加减治疗急性痛风性关节炎的临床观察，广西中医药大学（硕士学位论文），2018

自拟通关利窍汤

【组成】黄柏15克，黄芩15克，薏苡仁15克，土茯苓10克，萆薢15克，桃仁10克，红花10克，生地黄10克，牛膝15克，白术10克，泽泻15克，甘草5克。

【用法】每日1剂，水煎分2次服。

【功效】健脾化湿，滋肾降火，清热解毒，活血化瘀，通痹止痛。

【主治】急性痛风性关节炎（湿热蕴结型）。

【来源】中国中医急症，2018，27（9）

泄浊解毒方

【组成】土茯苓60克，黄柏6克，萆薢15克，泽泻10克，白花蛇舌草30克，黄芩6克，红花6克，穿山龙10克，白茅根20克，虎杖20克，漏芦10克。

【用法】每日1剂，水煎分2次服。

【功效】化浊解毒，利湿消肿，活血通络。

【主治】急性痛风性关节炎（浊毒内蕴型）。

【来源】风湿病与关节炎，2017，6（6）

除湿通痹方

【组成】王不留行20克，萆薢20克，茯苓15克，泽泻15克，延胡索15克，地龙15克，荆芥15克，防风15克，羌活15克，桔梗9克，川芎15克，川木通9克，牛膝9克。

【用法】每日1剂，水煎分3次饭后温服，每次150毫升。

【功效】益气补肾，利水祛湿，通窍降浊，泄热通痹。

【主治】急性痛风性关节炎（湿热痹阻型）。

【来源】除湿通痹方治疗急性痛风性关节炎的临床疗效观察，云南中医药大学（硕士学位论文），2017

～・ 桂枝汤 ・～

【组成】桂枝30克，白芍30克，干姜30克，炙甘草10克，党参30克，川芎20克，附子（先煎）10克，威灵仙15克，细辛3克，续断15克，生杜仲15克，大枣6枚。

【用法】每日1剂，水煎分2次服。

【功效】清热燥湿，活血化瘀。

【主治】急性痛风性关节炎（风湿郁热型）。

【来源】西部中医药，2017，30（6）

～・ 虎藤组方 ・～

【组成】忍冬藤15克，虎杖9克，威灵仙15克，土茯苓30克，红花10克，薏苡仁15克，怀牛膝10克。

【用法】每日1剂，水煎分2次服。

【功效】祛风利湿，清化瘀毒，益气活血。

【主治】急性痛风性关节炎（湿热蕴结型）。

【来源】现代中药研究与实践，2017，31（1）

～・ 化湿利节汤 ・～

【组成】苍术15克，黄柏15克，防己15克，片姜黄15克，威灵仙15克，独一味15克，黄芪30克，毛冬青30克，薏苡仁20克，牛膝20克，金银藤20克，土茯苓20克，水蛭6克，砂仁6克，甘草6克，木香10克。

【用法】每日1剂，水煎分2次服。

【功效】通利关节，化湿清热。

【主治】急性痛风性关节炎（湿热蕴结型）。

【来源】河南中医，2017，37（3）

ᨒ · 加味四妙散1 · ᨓ

【组成】苍术10克，黄柏10克，薏苡仁30克，川牛膝10克，茵陈15克，牡丹皮15克，川草薢15克，野菊花10克，忍冬藤20克，土茯苓30克，滑石（包煎）10克，甘草5克。

【用法】每日1剂，水煎分2次服。

【功效】清热利湿解毒。

【主治】急性痛风性关节炎（湿热内蕴型）。

【来源】四川中医，2017，35（7）

ᨒ · 加味四妙散2 · ᨓ

【组成】苍术10克，黄柏10克，怀牛膝15克，薏苡仁15克，延胡索6克，泽泻10克，萆薢15克，土茯苓30克，赤芍10克，威灵仙12克，鸡血藤15克。

【用法】每日1剂，水煎分2次服。

【功效】利湿，通络，止痛。

【主治】急性痛风性关节炎（湿热蕴结型）。

【来源】湖南中医药大学学报，2017，37（1）

ᨒ · 加味四妙散3 · ᨓ

【组成】薏苡仁30克，黄柏15克，苍术15克，川牛膝15克，丹参15克，地龙15克，豨莶草20克，鸡血藤30克。

【用法】每日1剂，水煎分2次服。

【功效】清热利湿通络。

【主治】急性痛风性关节炎（湿热蕴结型）。

【来源】四妙散加味治疗急性痛风性关节炎的临床研究，暨南大学（硕士学位论文），2017

∾· 加味四妙散4 ·∾

【组成】苍术15克，黄柏15克，金银花15克，赤芍15克，地龙15克，牛膝15克，薏苡仁30克，土茯苓20克。

【用法】每日1剂，水煎分2次服。

【功效】清热利湿，化瘀止痛。

【主治】急性痛风性关节炎（湿热蕴结型）。

【来源】中国处方药，2016，14（11）

∾· 加味四妙散5 ·∾

【组成】黄柏15克，薏苡仁30克，茜草30克，川牛膝9克，苍术9克，赤芍12克，水牛角30克，白茅根30克，丹参20克，牡丹皮12克，生甘草6克。

【用法】每日1剂，水煎分2次服。

【功效】清热除湿，舒络止痛。

【主治】急性痛风性关节炎（湿热蕴结型）。

【来源】中医临床研究，2016，8（7）

∾· 自拟痛风方1 ·∾

【组成】黄柏25克，苍术20克，忍冬藤20克，络石藤20克，土茯苓 20 克，泽泻 15 克，丹参 15 克，香附 10 克，牛膝 10 克。

【用法】每日 1 剂，水煎分 2 次服。

【功效】清热利湿，通络止痛。

【主治】急性痛风性关节炎（湿热蕴结型）。

【来源】自拟痛风方治疗痛风性关节炎临床研究，辽宁中医药大学（硕士学位论文），2017

自拟痛风方 2

【组成】虎杖 15 克，威灵仙 20 克，黄柏 12 克，土茯苓 30 克，丹参 20 克，茯苓 15 克，白术 15 克。

【用法】每日 1 剂，水煎分 2 次服。

【功效】清热泄浊通络，活血化瘀。

【主治】急性痛风性关节炎（湿热蕴结型）。

【来源】风湿病与关节炎，2017，6（8）

四妙汤加减

【组成】薏苡仁 30 克，土茯苓 30 克，萆薢 20 克，黄柏 15 克，苍术 15 克，牛膝 15 克，地龙 10 克。

【用法】每日 1 剂，水煎分 2 次服。

【功效】清热祛湿，分清化浊，消肿止痛。

【主治】急性痛风性关节炎（湿热蕴结型）。

【来源】中医临床研究，2017，9（33）

痛风方 1

【组成】薏苡仁 30 克，萆薢 30 克，牛膝 20 克，苍术 20 克，赤

芍20克，黄柏20克，茯苓20克，蒲公英10克，秦艽10克，茵陈
10克，甘草6克。

【用法】每日1剂，水煎分2次服。

【功效】祛湿化瘀解毒。

【主治】急性痛风性关节炎（湿热瘀毒型）。

【来源】中国中医急症，2017，26（11）

ᨈ · 痛风方2 · ᨈ

【组成】土茯苓30克，粉萆薢30克，车前子（包煎）20克，
牡丹皮10克，桃仁10克，赤芍15克，姜黄15克，浙贝母20克，
山慈菇20克，王不留行20克，桂枝10克，甘草6克。

【用法】每日1剂，水煎分2次服。

【功效】清热利湿，活血化瘀，解毒散结。

【主治】急性痛风性关节炎（湿热夹瘀型）。

【来源】痛风方联合西药治疗急性痛风性关节炎湿热夹瘀型临
床研究，广州中医药大学（硕士学位论文），2016

ᨈ · 痛风方3 · ᨈ

【组成】苍术10克，黄柏10克，赤芍10克，陈皮10克，牛膝
15克，桃仁15克，丹参20克，土茯苓30克，薏苡仁30克，木瓜
30克，忍冬藤30克，鸡血藤30克。

【用法】每日1剂，水煎分2次服。

【功效】清热祛湿，祛风通络，消肿止痛。

【主治】急性痛风性关节炎（湿热蕴结型）。

【来源】中国当代医药，2017，24（32）

·痛风方4·

【组成】苍术15克，黄柏15克，怀牛膝15克，薏苡仁30克，土茯苓30克，泽泻15克，萆薢15克，茵陈10克。

【用法】每日1剂，水煎分2次服。

【功效】清热解毒，活血通络。

【主治】急性痛风性关节炎（湿热蕴结型）。

【来源】中医临床研究，2020，12（3）

·杨玉兰经验方·

【组成】忍冬藤25克，青风藤30克，土茯苓30克，山慈菇12克，萆薢20克，虎杖12克，黄柏12克，苍术12克，玄参30克，延胡索15克，当归12克，蜂房10克，土鳖虫6克，鬼箭羽15克，姜黄15克，威灵仙20克，桑枝12克，羌活10克，丹参30克，白芍15克，车前子（包煎）12克。

【用法】每日1剂，水煎分2次服。

【功效】清热利湿，活血散结，通络止痛。

【主治】急性痛风性关节炎（湿热蕴结型）。

【来源】湖南中医杂志，2017，33（9）

·祛湿化瘀解毒定痛汤·

【组成】防己10克，薏苡仁20克，赤芍15克，黄柏25克，川芎30克，鸡血藤30克，忍冬藤20克，木瓜20克，白花蛇舌草15克，苍术10克，生地黄25克，秦艽10克，独活10克，土茯苓20克，牛膝15克。

【用法】每日1剂，水煎分2次服。

【功效】清热利湿，清浊解毒，化瘀止痛。

【主治】急性痛风性关节炎（湿热瘀毒型）。

【来源】河北医药，2017，39（3）

❧· 熊辉经验方 ·❧

【组成】苍术20克，黄芩10克，黄柏10克，土茯苓15克，防己10克，泽泻10克，茵陈15克，当归15克，白术10克，甘草6克。

【用法】每日1剂，水煎分2次服。

【功效】清热利湿，化瘀通络。

【主治】急性痛风性关节炎（湿热蕴结型）。

【来源】风湿病与关节炎，2017，6（5）

❧· 谢昊自拟透热通痹汤 ·❧

【组成】黄柏30克，苍术15克，牛膝15克，薏苡仁15克，茯苓15克，金银花15克，连翘15克，淡竹叶10克，甘草10克。

【用法】每日1剂，水煎分2次服。

【功效】清热通络，除湿止痛，调畅气血，益气补虚。

【主治】急性痛风性关节炎（湿热痹阻型）。

【来源】江苏中医药大学学报，2019，21（6）

❧· 泄浊逐痹汤 ·❧

【组成】黄芪30克，肉桂10克，土茯苓30克，草薢10克，苍术10克，薏苡仁15克，黄柏10克，牛膝10克，泽泻15克，猪苓10克，虎杖10克。

【用法】每日1剂，水煎分2次服。

【功效】健脾补肾，清热祛湿，泄浊通痹。

【主治】急性痛风性关节炎（湿热蕴结型）。

【来源】广州中医药大学学报，2017，34（3）

·自拟消风汤·

【组成】黄柏15克，川牛膝15克，萆薢15克，车前子（包煎）15克，生石膏（先煎）15克，青风藤15克，葛根15克，苍术9克，薏苡仁30克，白芍30克，土茯苓20克，虎杖20克，连翘20克，络石藤10克，木香8克，甘草6克。

【用法】每日1剂，水煎分2次服。

【功效】清热利湿，舒筋通痹，通络止痛。

【主治】急性痛风性关节炎（湿热蕴结型）。

【来源】陕西中医，2017，38（9）

·消风蠲痹汤·

【组成】瞿麦30克，萹蓄30克，萆薢15克，车前草20克，赤芍10克，黄柏10克，泽泻10克，秦艽10克，威灵仙15克，秦皮15克，丹参20克，莪术10克，延胡索15克，盐牛膝15克，生地黄15克。

【用法】每日1剂，水煎分2次服。

【功效】清热利湿泄浊，行气活血止痛。

【主治】急性痛风性关节炎（湿热蕴结型）。

【来源】中医临床研究，2017，9（7）

·土草宁痛汤加减·

【组成】土茯苓40克，萆薢20克，威灵仙30克，黄柏10克，独活10克，秦艽10克，薏苡仁30克，牛膝20克，当归15克，赤芍15克，桃仁10克，续断20克，泽泻20克，防己10克，甘草5克。

【用法】每日1剂，水煎分2次服。

【功效】清热解毒，化瘀泄浊，通络止痛。

【主治】急性痛风性关节炎（湿热蕴结型）。

【来源】土萆宁痛汤治疗湿热蕴结型急性痛风性关节炎的临床研究，广州中医药大学（硕士学位论文），2017

·痛风消颗粒·

【组成】颗粒剂：黄柏15克，苍术12克，威灵仙12克，独活15克，土茯苓20克，络石藤15克，山慈菇6克，丹参15克，薏苡仁30克，车前仁20克，川牛膝15克。

【用法】开水冲服，每日1次，每次1包。

【功效】清利湿热，活血止痛。

【主治】急性痛风性关节炎（湿毒瘀阻经络型）。

【来源】实用中医药杂志，2017，33（8）

·地龙定痛汤·

【组成】薏苡仁30克，石膏30克，金钱草30克，防己10克，地龙10克，黄柏10克，泽泻10克，知母10克，生地10克，车前子（包煎）10克，赤芍10克。

【用法】每日1剂，水煎分2次服。

【功效】清利湿热，通络止痛。

【主治】急性痛风性关节炎（湿热型）。

【来源】江苏中医药，2004，25（9）

薏苡仁联合乌头汤加味

【组成】独活10克，桂枝10克，薏苡仁10克，制川乌10克，苍术10克，羌活10克，姜黄10克，防风10克，木通10克，细辛3克。

【用法】每日1剂，水煎分2次服。

【功效】除湿通络，温经散寒。

【主治】急性痛风性关节炎（寒湿型）。

【来源】江苏中医药，2004，25（9）

丘青中自拟消痛汤Ⅰ号方

【组成】土茯苓30克，忍冬藤20克，薏苡仁20克，地龙15克，车前草15克，萆薢15克，蒲公英15克，赤小豆12克，赤芍12克，川牛膝12克。

【用法】每日1剂，水煎分2次服。

【功效】泄浊化瘀，通络止痛。

【主治】急性痛风性关节炎（浊毒瘀阻型）。

【来源】现代中西医结合杂志，2002，11（12）

自拟痛风消经验方

【组成】萆薢15克，虎杖20克，当归15克，丹参30克，赤芍15克，乳香10克，没药10克，川牛膝15克，地龙9克，丝瓜络15克，青风藤9克，薏苡仁30克，海桐皮15克，安痛藤15克，连翘15克，郁金20克，鸡内金10克，延胡索（醋制）10克，陈皮9克，甘草6克。

【用法】每日1剂，水煎分2次服。

【功效】清热利湿，化瘀通络，消痹止痛。

【主治】急性痛风性关节炎（湿热蕴结型）。

【来源】辽宁中医杂志，2017，44（03）

❧·三藤三土四妙汤·❧

【组成】忍冬藤30克，红藤10克，络石藤15克，土防己12克，土草薢12克，土茯苓20克，苍术10克，黄柏10克，牛膝15克，薏苡仁30克。

【用法】每日1剂，水煎分2次服。

【功效】清热利湿，活血通络，泄浊解毒。

【主治】急性痛风性关节炎（湿热蕴结型）。

【来源】中国中医急症，2017，26（5）

❧·三四祛痹方·❧

【组成】熟地黄15克，当归6克，白芍15克，川芎6克，黄柏10克，苍术10克，川牛膝15克，薏苡仁20克，广东海风藤10克，广东络石藤10克，石楠藤10克，忍冬藤10克。

【用法】每日1剂，水煎分2次服。

【功效】清热祛湿，通络止痛。

【主治】急性痛风性关节炎（湿热蕴结型）。

【来源】三四祛痹方治疗湿热痹阻型急性痛风性关节炎的临床研究，广州中医药大学（硕士学位论文），2017

❧·三妙宣痹汤加减·❧

【组成】半夏9克，栀子9克，黄柏9克，防己15克，海桐皮9克，杏仁15克，片姜黄9克，薏苡仁30克，连翘9克，苍术9克，赤小豆9克，川牛膝18克，晚蚕沙（包煎）9克，土茯苓30克，滑石（包煎）15克，络石藤15克，光慈菇15克，金银花30克。

【用法】每日1剂，水煎分2次服。

【功效】清热祛湿，通络止痛。

【主治】急性痛风性关节炎（湿热蕴结型）。

【来源】内科杂志，2017，12（6）

三妙散加味

【组成】鸡血藤20克，黄柏10克，苍术10克，秦艽12克，防己12克，伸筋草10克，木瓜12克，豨莶草10克，威灵仙15克，杜仲15克，鸭跖草15克，鹿衔草15克，山楂20克，川牛膝15克。

【用法】每日1剂，水煎分2次服。

【功效】通经止痛，清热祛湿，补血活络，舒筋通络。

【主治】急性痛风性关节炎（湿热蕴结型）。

【来源】中医临床研究，2017，9（31）

祛湿邪热消痹方

【组成】土茯苓30克，薏苡仁30克，知母20克，黄柏20克，连翘15克，桃仁15克，赤芍15克，大黄10克，泽泻15克，车前子（包煎）20克，甘草10克。

【用法】每日1剂，水煎分2次服。

【功效】祛湿邪热，通痹化浊。

【主治】急性痛风性关节炎（湿热蕴结型）。

【来源】中医药临床杂志，2017，29（2）

祛湿通络方

【组成】桑枝30克，薏苡仁30克，滑石（包煎）30克，黄柏10克，全蝎（研末冲服）3克，细辛5克，威灵仙15克，茯苓10克，炒苍术10克。

【**用法**】每日1剂，水煎分2次服。

【**功效**】除湿通络，祛风止痛。

【**主治**】急性痛风性关节炎（湿热型）。

【**来源**】山西中医，2017，33（1）

祛湿除痹方

【**组成**】忍冬藤30克，薏苡仁30克，泽泻20克，萆薢20克，泽兰20克，苍术10克，地龙10克，防己10克，川牛膝10克，秦艽10克，土茯苓10克。

【**用法**】每日1剂，水煎分2次服。

【**功效**】祛湿除痹，散瘀通络，活血行气。

【**主治**】急性痛风性关节炎（湿热蕴结型）。

【**来源**】中国医药指南，2017，15（22）

清湿热方

【**组成**】黄柏15克，萆薢15克，薏苡仁30克，豨莶草30克，茯苓30克，忍冬藤30克，石膏（先煎）20克，蚕沙（包煎）20克，泽泻20克，苍术10克，牛膝10克，防己10克。

【**用法**】每日1剂，水煎分2次服。

【**功效**】清热除湿，祛风通络止痛。

【**主治**】急性痛风性关节炎（湿热蕴结型）。

【**来源**】新中医，2017，49（3）

清热利湿通络止痛方

【**组成**】苍术10克，薏苡仁20克，川牛膝15克，生地15克，虎杖10克，秦艽10克，土鳖虫5克，生石膏（先煎）20克，川芎5

克，苏木10克，广络石藤15克。

【用法】每日1剂，水煎分2次服。

【功效】清热利湿，通络止痛。

【主治】急性痛风性关节炎（湿热痹阻型）。

【来源】内蒙古中医药，2017，36（09）

·清热利湿通络方·

【组成】苍术10克，黄柏10克，川牛膝10克，生薏苡仁30克，川萆薢30克，玉米须10克，泽泻10克，土茯苓30克，川芎10克。

【用法】每日1剂，水煎分2次服。

【功效】清热利湿，通络止痛。

【主治】急性痛风性关节炎（湿热蕴结型）。

【来源】清热利湿通络法治疗急性痛风性关节炎的临床观察，南京中医药大学（硕士学位论文），2017

·清热利湿方1·

【组成】秦艽10克，忍冬藤15克，薏苡仁20克，路路通10克，土茯苓15克，粉萆薢10克，怀牛膝10克，延胡索10克。

【用法】每日1剂，水煎分2次服。

【功效】清热利湿，活血通络。

【主治】急性痛风性关节炎（湿热蕴结型）。

【来源】清热利湿方治疗急性痛风性关节炎湿热痹阻证的临床研究，南京中医药大学（硕士学位论文），2017

·清热利湿方2·

【组成】郁金10克，防己10克，甘草10克，萆薢10克，金银花30克，金钱草30克，生薏苡仁30克，黄柏12克，元胡12克，山慈菇12克，木瓜12克，车前子（包煎）20克。

【用法】每日1剂，水煎服。

【功效】清热利湿。

【主治】急性痛风性关节炎（湿热型）。

【来源】中国继续医学教育，2017，9（5）

❧ · 清热化瘀止痛汤 · ❧

【组成】土茯苓60克，忍冬藤30克，生石膏（先煎）30克，生薏苡仁30克，车前子（包煎）15克，川牛膝15克，赤芍15克，桂枝10克，黄柏10克，地龙10克，知母12克，甘草6克，全蝎5克，血竭1克，红花9克。

【用法】每日1剂，水煎2次，取汁300毫升，分早、晚2次温服。

【功效】祛风通络，活血化瘀，清热利湿，消肿止痛。

【主治】急性痛风性关节炎（湿热瘀阻型）。

【来源】中医临床研究，2017，9（32）

❧ · 苗药痛风汤 · ❧

【组成】海金沙藤15克，钩藤根15克，大血藤15克，土茯苓20克，黄柏15克，薏苡仁30克，草薢15克，忍冬藤15克，桑枝15克，威灵仙10克，怀牛膝10克，泽兰10克，泽泻10克，车前子（包煎）10克，白芷12克。

【用法】每日1剂，水煎分2次服。

【功效】清热利湿，活血止痛。

【主治】急性痛风性关节炎（湿热蕴结型）。

【来源】临床合理用药，2017，10（6c）

·清热祛湿汤·

【组成】黄柏15克，苍术15克，薏苡仁35克，怀牛膝10克，白芍15克，萆薢10克，路路通15克，土茯苓30克，两面针10克，地龙10克，当归12克，甘草8克。

【用法】每日1剂，水煎分2次服。

【功效】清热利湿，通络止痛。

【主治】急性痛风性关节炎（湿热蕴结证）。

【来源】清热祛湿汤联合白药膏治疗急性痛风性关节炎的临床研究，广西中医药大学（硕士学位论文），2018

·五味消毒饮·

【组成】金银花15克，野菊花、威灵仙各10克，蒲公英8克，紫花地丁、天葵子各6克，车前子（包煎）12克。

【用法】每日1剂，水煎分2次服。

【功效】清热解毒，祛风除湿，消肿止痛。

【主治】急性痛风性关节炎（湿毒热蕴型）。

【来源】《医宗金鉴》

·茵陈五苓散·

【组成】茵陈4克，白术9克，赤茯苓9克，猪苓9克，桂枝6克，泽泻15克。

【用法】每日1剂，水煎分2次服。

【功效】清热利湿。

【主治】急性痛风性关节炎（湿热蕴结型）。

【来源】《金匮要略》

～· 萆薢胜湿汤 ·～

【组成】川萆薢30克，薏苡仁15克，黄柏15克，牡丹皮10克，茯苓10克，泽泻10克，滑石（包煎）15克，通草6克。

【用法】每日1剂，水煎分2次服。

【功效】清热利湿，凉血泄浊。

【主治】急性痛风性关节炎（湿热蕴结型）。

【来源】《疡科心得集》

～· 四妙散 ·～

【组成】黄柏10克，薏苡仁30克，川牛膝10克，苍术10克。

【用法】每日1剂，水煎分2次服。

【功效】清热利湿。

【主治】急性痛风性关节炎（下焦湿热型）。

【来源】《丹溪心法》

～· 王庆国经验方 ·～

（加味苍柏散、穿青海甲汤、木防己汤加减）

【组成】穿山龙20克，苍术20克，黄柏15克，威灵仙10克，忍冬藤20克，海风藤20克，青风藤20克，菟丝子20克，桂枝15克，广防己10克，生晒参15克，土茯苓10克，羌活8克，独活8克，白花蛇舌草15克。

【用法】每日1剂，水煎分早、晚2次服。

【功效】清热解毒，祛湿通络。

【主治】急性痛风性关节炎（湿热痹阻、热毒炽盛型）。

【来源】《痛风与高尿酸血症中医特效疗法》

·· 杨振国经验方 ··

（术柏痛风汤）

【组成】苍术20克，黄柏20克，金银花15克，连翘15克，薏苡仁30克，土茯苓15克，防己15克，防风20克，青风藤15克，威灵仙15克，葛花10克，高良姜10克，枇杷叶15克，白扁豆10克，木瓜15克，桃仁15克，红花15克，赤芍15克，川芎15克，当归20克，陈皮15克，伸筋草20克，牛膝15克，独活10克。

【用法】每日1剂，水煎分早、晚2次服。

【功效】清热燥湿，解毒化湿，活血通络，宣痹止痛。

【主治】急性痛风性关节炎（湿热毒邪明显夹瘀血型）。

【来源】《痛风与高尿酸血症中医特效疗法》

·· 王正雨经验方 ··

（四妙散加味）

【组成】苍术10克，黄柏10克，怀牛膝10克，生薏苡仁30克，土茯苓20克，金银花20克，萆薢20克，秦皮10克，威灵仙20克，白芍15克，蚕沙（包煎）10克，川芎10克，当归10克，虎杖15克。

【用法】每日1剂，水煎分早、晚2次服。

【功效】祛风清热，解毒利湿。

【主治】急性痛风性关节炎（风湿热毒型）。

【来源】《痛风与高尿酸血症中医特效疗法》

·· 胡荫奇经验方 ··

【组成】猪苓20克，苍术、白术各12克，黄柏12克，川牛膝

20克，薏苡仁30克，秦皮12克，土茯苓30克，浙贝母15克，莪术15克，红花12克。

【用法】每日1剂，水煎分2次服。

【功效】清热利湿，活血化瘀。

【主治】急性痛风性关节炎（湿热瘀血互结型）。

【来源】《痛风与高尿酸血症中医特效疗法》

～✦· 仝小林治疗痛风方 ·✦～

【组成】黄柏30克，苍术15克，防己30克，秦皮30克，威灵仙30克，桂枝15克，鸡血藤30克，制川乌、制草乌各30克（先煎8小时）。

【用法】每日1剂，水煎分早、晚2次服。

【功效】祛风散寒，除湿清热，活血通络止痛。

【主治】急性痛风性关节炎（风寒湿热内蕴、脉络瘀阻型）。

【来源】《痛风与高尿酸血症中医特效疗法》

～✦· 孙素平治疗痛风方 ·✦～

【组成】金银花20克，蒲公英20克，猫爪草30克，薏苡仁30克，黄柏12克，苍术15克，川牛膝20克，山慈菇15克，熟大黄15克，紫花地丁12克，土茯苓30克，草薢20克，赤芍20克，泽泻30克，漏芦15克。

【用法】每日1剂，水煎分早、晚2次服。

【功效】清热解毒，活血利湿。

【主治】急性痛风性关节炎（热毒蕴结型）。

【来源】《痛风与高尿酸血症中医特效疗法》

·白虎加桂枝汤合四妙丸·

【组成】桂枝10克，川牛膝10克，赤芍10克，木瓜10克，知母20克，苍术20克，黄柏20克，忍冬藤20克，土茯苓15克，威灵仙15克，石膏（先煎）30克，薏苡仁30克，车前草30克，金钱草30克，甘草6克。

【用法】每日1剂，水煎分2次服。

【功效】清热解毒，燥湿祛风。

【主治】急性痛风性关节炎（湿热蕴结型）。

【来源】新中医，2016，48（1）

·蠲痛定风汤·

【组成】忍冬藤30克，豨莶草15克，鸡血藤20克，木瓜20克，防己20克，薏苡仁30克，地龙10克，川牛膝20克，赤芍15克，苍术15克，泽泻15克，黄柏15克，虎杖15克，土茯苓15克，生白术15克，小茴香6克。

【用法】每日1剂，水煎分2次服。

【功效】泄热除湿，活血通络，逐瘀定痛。

【主治】急性痛风性关节炎（湿热型）。

【来源】豹文刺结合蠲痛定风汤治疗湿热型急性痛风性关节炎的临床观察，黑龙江中医药大学（硕士学位论文），2016

·痹宁胶囊·

（中成药）

【组成】独活12克，防己15克，黄柏15克，苍术12克，忍冬藤20克，川芎12克，桃仁10克，赤芍10克，牛膝10克，当归12克，车前子12克，金钱草15克，山慈菇20克，威灵仙15克，秦艽

15克，萆薢15克，土茯苓15克，连翘10克。

【用法】规格：每粒胶囊0.5克，含生药0.3克。口服，每日4次，每次3粒。

【功效】祛风除湿，利尿通淋，消痹散结，行气止痛。

【主治】急性痛风性关节炎（湿热痹阻型）。

【来源】痹宁胶囊对急性痛风性关节炎患者尿酸及其生成基因的临床观察，黑龙江中医药大学（硕士学位论文），2016

·痹宁汤1·

【组成】山慈菇20克，土茯苓15克，忍冬藤20克，金钱草15克，威灵仙15克，秦艽15克，粉萆薢15克，车前子（包煎）12克，川芎12克，川牛膝10克，连翘10克。

【用法】每日1剂，水煎分4次服，每次100毫升。

【功效】清热解毒，消痹散结。

【主治】急性痛风性关节炎（湿热蕴结型）。

【来源】中医药学报，2016，44（3）

·痹宁汤2·

【组成】苍术15克，黄柏20克，天南星15克，桂枝15克，防己15克，羌活10克，白芷15克，川芎15克，桃仁10克，红花10克，神曲15克，威灵仙15克。

【用法】每日1剂，水煎分2次服。

【功效】清热利湿，祛痰化瘀，通络止痛。

【主治】急性痛风性关节炎（热痹型）。

【来源】中医药信息，2006，23（6）

ᨳᨳ· 当归拈痛汤 ·ᨳᨳ

【组成】当归15克，茵陈10克，苦参6克，甘草6克，党参15克，知母10克，黄芩10克，泽泻10克，猪苓10克，苍术10克，白术10克，葛根10克，羌活10克，升麻6克，防风10克。

【用法】每日1剂，水煎分2次服。

【功效】清热利湿，祛风止痛。

【主治】急性痛风性关节炎（湿热蕴结型）。

【来源】辨疾病脏腑归经组方治疗急性痛风性关节炎的临床观察，湖北中医药大学（硕士学位论文），2016

ᨳᨳ· 丹溪痛风汤合升降散 ·ᨳᨳ

【组成】川芎10克，胆南星10克，黄柏15克，苍术15克，桃仁12克，神曲12克，防己10克，白芷10克，羌活12克，灵仙12克，龙胆草15克，桂枝10克，红花5克，大黄5克，姜黄10克，蝉蜕10克，僵蚕10克。

【用法】每日1剂，水煎分2次服。

【功效】清热解毒，化痰散结。

【主治】急性痛风性关节炎（湿热瘀结型）。

【来源】现代诊断与治疗，2016，27（9）

ᨳᨳ· 涤浊汤 ·ᨳᨳ

【组成】鸡内金30克，焦三仙各30克，茯苓30克，生薏苡仁30克，炒白术15克，郁金15克，生栀子10克，车前子（包煎）30克，桃仁10克，冬瓜子30克，芦根30克，苍术15克，夏枯草15克。

【用法】每日1剂，水煎分2次服。

【功效】清热利湿，活血化瘀，涤浊通络。

【主治】急性痛风性关节炎（湿热蕴结型）。

【来源】国医论坛，2016，31（4）

·◦ 范冠杰经验方 ◦·

【组成】土茯苓30克，百合30克，薏苡仁30克，车前草30克，忍冬藤30克，土贝母10克。

【用法】每日1剂，水煎分2次服，10天为1个疗程。

【功效】祛湿热，利关节，消肿止痛。

【主治】急性痛风性关节炎（湿热痹阻型）。

【来源】新中医，2016，48（2）

·◦ 骨痹活血汤 ◦·

【组成】党参9克，茯苓15克，当归15克，川芎15克，川牛膝15克，地龙10克，蜈蚣2条（3克）。

【用法】每日1剂，水煎分2次服。

【功效】补肾健脾，通络止痛。

【主治】急性痛风性关节炎（瘀毒蕴结型）。

【来源】浙江中西医结合杂志，2016，26（7）

·◦ 清热散瘀方 ◦·

【组成】地龙12克，土茯苓58克，忍冬藤32克，黄柏10克，生薏苡仁28克，桂枝12克，血竭1克，红花8克，川牛膝16克，车前子（包煎）16克，赤芍14克，知母14克，甘草8克，全蝎6克，生石膏（先煎）28克。

【用法】每日1剂，水煎分2次服。

【功效】清热利湿，活血化瘀，祛风通络。

【主治】急性痛风性关节炎（湿热瘀结型）。

【来源】内蒙古中医药，2017，36（20）

❧· 桂枝芍药知母汤 ·❧

【组成】炮附子（先煎）30克，桂枝12克，白术10克，甘草10克，知母9克，防风6克，芍药6克，麻黄6克，生姜5克。

【用法】每日1剂，水煎分2次服。

【功效】祛风除湿，温经散寒。

【主治】急性痛风性关节炎（风寒湿痹型）。

【来源】中医中药，2016，14（4）

❧· 王琦经验方 ·❧

【组成】黄芪20克，制苍术20克，生蒲黄（包煎）10克，生薏苡仁20克，生山楂30克，赤小豆20克，忍冬藤30克，草薢20克，土茯苓20克，晚蚕沙（包煎）15克。

【用法】每日1剂，水煎分2次服。

【功效】清热通络，祛风除湿。

【主治】急性痛风性关节炎（热痹）。

【来源】环球中医药，2016，9（5）

❧· 加减木防己汤 ·❧

【组成】汉防己20克，生石膏（先煎）30克，滑石（包煎）30克，苦杏仁15克，薏苡仁30克，白通草10克，桂枝10克，山慈菇20克，姜黄15克，川牛膝15克。

【用法】每日1剂，水煎分2次服。

【功效】清热利湿，宣痹通络。

【主治】急性痛风性关节炎（湿热蕴结型）。

【来源】加减木防己汤联合香连金黄散治疗急性痛风性关节炎湿热蕴结证的临床研究，成都中医药大学（硕士学位论文），2016

ᔰ · 通痹止痛汤 · ᔭ

【组成】防己15克，虎杖15克，草薢20克，忍冬藤30克，防风10克，生薏苡仁30克，威灵仙15克，土茯苓50克，川牛膝20克，川芎10克，甘草6克，山慈菇15克，延胡索10克，白芍15克。

【用法】每日1剂，水煎分2次服。

【功效】清热利湿，解毒止痛。

【主治】急性痛风性关节炎（湿热蕴结型）。

【来源】重庆医学，2016，45（5）

ᔰ · 蒋小敏经验方 · ᔭ

（消痹汤）

【组成】白豆蔻6克，金钱草15克，车前草15克，川牛膝10克，薏苡仁10克，黄柏10克，土茯苓10克，重楼10克，蒲公英10克，当归10克，桃仁10克，泽兰15克，地龙15克。

【用法】水煎服，每日3次，每日1剂。

【功效】清热利湿，活血通络止痛。

【主治】急性痛风性关节炎（湿热蕴结型）。

【来源】蒋小敏教授学术思想总结及治疗痛风性关节炎的临床研究，南京中医药大学（博士学位论文），2015

⌒∾· 历节痛风颗粒 ·∾⌒

【组成】黄柏20克，苍术15克，土茯苓15克，萆薢15克，芒硝（冲服）10克，大黄5克，山慈菇5克，甘草15克，全蝎1克，蜈蚣1克。

【用法】口服，早、晚2次温服。

【功效】泄热排毒，通络止痛。

【主治】急性痛风性关节炎（湿热蕴结型）。

【来源】世界最新医学信息文摘，2016，16（13）

⌒∾· 六藤四妙汤 ·∾⌒

【组成】忍冬藤30克，络石藤20克，武靴藤20克，青风藤20克，金刚藤20克，鸡血藤20克，黄柏15克，苍术15克，薏苡仁30克，牛膝20克。

【用法】每日1剂。

【功效】清热利湿，化瘀解毒，通络止痛。

【主治】急性痛风性关节炎（湿热瘀毒痹阻型）。

【来源】河北中医，2016，38（2）

⌒∾· 排酸保肾方 ·∾⌒

【组成】苍术10克，牛膝10克，黄柏10克，知母10克，白芍10克，鹿衔草10克，制大黄5克，丹参6克，地龙10克，金钱草10克，茯苓10克，野菊花5克，甘草5克。

【用法】每日1剂，水煎分2次服。

【功效】清热解毒，利湿消肿，化瘀止痛。

【主治】急性痛风性关节炎（痰热蕴结型）。

【来源】四川中医，2016，34（6）

❧ · 清热除湿方 · ❧

【组成】土茯苓40克，苍术15克，赤芍15克，秦艽15克，防己20克。

【用法】每日1剂，水煎分2次服。

【功效】清热利湿，通络止痛。

【主治】急性痛风性关节炎（湿热蕴结型）。

【来源】中医药学报，2016，44（5）

❧ · 清热利湿通络止痛方 · ❧

【组成】薏苡仁30克，络石藤25克，宽筋藤25克，土茯苓20克，山慈菇20克，炒苍术15克，川黄柏15克，川牛膝15克，草薢15克，虎杖10克，车前草15克，荆芥10克。

【用法】每日1剂，水煎分2次服。

【功效】清热利湿，通络止痛。

【主治】急性痛风性关节炎（湿热蕴结型）。

【来源】陕西中医，2016，37（11）

❧ · 吴金玉自拟痛风方 · ❧

【组成】金银花20克，薏米20克，当归20克，玄参10克，黄柏12克，威灵仙10克，白术10克，茯苓10克，豨莶草10克，草薢10克，牛膝10克，甘草6克。

【用法】每日1剂，水煎分2次服。

【功效】清热祛湿，化瘀通络。

【主治】急性痛风性关节炎（湿热瘀结型）。

【来源】清热祛湿、化瘀通络法治疗急性痛风性关节炎的临床研究，广西中医药大学（硕士学位论文），2016

⌒·　清热祛湿除痹方　·⌒

【组成】苍术20克，白术20克，黄柏10克，威灵仙20克，川牛膝20克，忍冬藤20克，木瓜10克，地龙15克，赤芍10克，鸡血藤20克，防己10克，土茯苓40克，猪苓10克，泽泻10克，薏苡仁30克，陈皮20克，甘草10克。

【用法】每日1剂，水煎分2次服。

【功效】清热利湿，通痹止痛。

【主治】急性痛风性关节炎（湿热蕴结型）。

【来源】黑龙江科技信息，2016（3）

⌒·　清热通痹除湿方　·⌒

【组成】金银花15克，蒲公英15克，萆薢15克，红藤15克，金钱草15克，土茯苓15克，威灵仙10克，青皮10克，川牛膝10克。

【用法】每日1剂，水煎分2次服。

【功效】清热解毒，通痹除湿。

【主治】急性痛风性关节炎（湿热蕴结型）。

【来源】中国中医急症，2016，25（4）

⌒·　祛湿泻热方　·⌒

【组成】萆薢30克，金钱草20克，大黄10克，金银花15克，薏苡仁20克，茯苓15克，黄柏15克，桃仁15克，苍术12克，赤芍12克。

【用法】每日1剂，水煎分2次服。

【功效】解毒清热，化瘀活血，泄浊祛湿。

【主治】急性痛风性关节炎（湿热瘀毒型）。

【来源】中国中医急症，2016，25（5）

解毒直通汤

【组成】金银花20克，红藤20克，土茯苓30克，熟大黄12克，黄柏15克，苍术15克，川牛膝12克，薏苡仁30克，山慈菇15克，虎杖20克，赤芍20克，荜澄茄12克。

【用法】每日1剂，水煎分2次服。

【功效】清热解毒，祛湿活血。

【主治】急性痛风性关节炎（湿热蕴结型）。

【来源】中医学报，2017，32（11）

四妙汤合薏苡仁汤

【组成】土茯苓30克，薏苡仁30克，萆薢30克，鸡血藤30克，苍术10克，黄柏10克，川牛膝15克，生首乌15克，延胡索15克，威灵仙15克，泽泻15克，地龙15克，土鳖虫10克，益母草30克，茵陈15克，生甘草10克。

【用法】每日1剂，水煎分2次服。

【功效】清热泄浊化瘀，通络止痛。

【主治】急性痛风性关节炎（湿热蕴结型）。

【来源】光明中医，2016，31（15）

四妙痛风汤

【组成】苍术15克，黄柏10克，川牛膝30克，薏苡仁30克，丹皮10克，赤芍15克，萆薢30克，土茯苓30克，威灵仙18克，制香附15克，穿山龙30克，木瓜18克，生山楂15克，红花15克，土鳖虫15克，地龙15克，元胡30克，生甘草6克。

【用法】每日1剂，水煎分2次服。

【功效】泄浊解毒，活血化瘀。

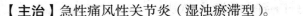

【主治】急性痛风性关节炎（湿浊瘀滞型）。

【来源】大医生，2016，1（1）

～·四妙五苓散加味·～

【组成】苍术15克，黄柏20克，怀牛膝30克，薏苡仁30克，桂枝6克，白术10克，茯苓20克，猪苓20克，泽泻24克，芦根30克，白茅根30克，桃仁20克，甘草10克。

【用法】每日1剂，水煎分2次服。

【功效】清热解毒，健脾利湿。

【主治】急性痛风性关节炎（湿热蕴结型）。

【来源】湖北中医药大学学报，2016，18（3）

～·竹叶石膏汤·～

【组成】淡竹叶15克，生石膏（先煎）30克，法半夏15克，南沙参30克，土茯苓15克，薏苡仁15克，知母15克，麦冬15克，川芎15克，海风藤10克，海桐皮10克，独活15克，怀牛膝15克，透骨草10克。

【用法】每日1剂，水煎分2次服。

【功效】清热利湿，通络止痛。

【主治】急性痛风性关节炎（湿热蕴结型）。

【来源】云南中医中药杂志，2019，40（3）

～·痛风I号方·～

【组成】紫花地丁10克，蒲公英10克，山慈菇10克，秦皮10克，茵陈10克，土茯苓20克，黄柏10克，秦艽10克，熟大黄10克，苍术10克，甘草6克。

【用法】每日1剂，水煎分2次服。

【功效】清热解毒，利湿泄浊，化瘀通络。

【主治】急性痛风性关节炎（湿热蕴结型）。

【来源】痛风Ⅰ号方治疗湿热蕴结型急性痛风性关节炎的临床疗效观察，湖南中医药大学（硕士学位论文），2016

ᕙ·加味勇安汤·ᕗ

【组成】金银花30克，玄参30克，当归15克，生地20克，赤芍15克，牛膝15克，丹皮15克，延胡索15克，丹参15克，黄柏15克，紫花地丁15克，甘草10克。

【用法】每日1剂，水煎分2次服。

【功效】清热解毒，活血止痛。

【主治】急性痛风性关节炎（湿热蕴结型）。

【来源】实用中医药杂志，2017，33（5）

ᕙ·郭辉治疗痛风方·ᕗ

【组成】乳香10克，没药10克，红花10克，见血飞20克，乌头5克，冰片0.15克，山慈菇10克。

【用法】每日1剂，水煎分2次服。

【功效】清热解毒，活血消肿止痛。

【主治】急性痛风性关节炎（湿热型）。

【来源】痛风方治疗急性痛风性关节炎的临床研究，河北大学（硕士学位论文），2016

ᕙ·痛风康方·ᕗ

【组成】紫花地丁10克，蒲公英10克，山慈菇10克，秦皮10

克，茵陈10克，土茯苓20克，黄柏10克，秦艽10克，穿山甲10克，大黄10克，苍术10克，甘草6克。

【用法】每日1剂，水煎分2次服。

【功效】利湿泄浊，清热解毒，化瘀通络。

【主治】急性痛风性关节炎（湿热蕴结型）。

【来源】中医药导报，2016，22（7）

～・ 软坚消结方 ・～

【组成】昆布30克，海藻30克，浙贝母10克，赤芍10克，牛膝20克，茯苓15克，苍术10克，黄柏10克，黄芩10克，知母10克，泽泻15克，当归10克。

【用法】每日1剂，水煎分2次服。

【功效】软坚消结，清热化痰。

【主治】急性痛风性关节炎（湿热痰郁型）。

【来源】贵阳中医学院学报，2002，24（4）

～・ 三妙汤加味 ・～

【组成】苍术12克，焦黄柏12克，薏苡仁30克，牛膝15克，羌活10克，茯苓20克，独活10克，防风10克，丝瓜络12克，通草6克，赤芍12克，冬瓜仁15克，半夏12克。

【用法】每日1剂，水煎分2次服。

【功效】清热利湿，祛风通络。

【主治】急性痛风性关节炎（湿热型）。

【来源】云南中医中药杂志，2000，21（1）

～・ 通痹雷公藤汤 ・～

【组成】雷公藤10克，秦艽10克，川草薢10克，僵蚕10克，桃仁10克，红花10克，海风藤10克，海桐皮10克，徐长卿10克，板蓝根30克，蒲公英30克，薏苡仁30克，赤小豆30克，土茯苓30克，蜈蚣2条，甘草5克。

【用法】每日1剂，水煎分2次服。

【功效】清热解毒，祛湿通痹，活血化瘀。

【主治】急性痛风性关节炎（湿热下注、毒瘀互结型）。

【来源】实用中医药杂志，2003，19（7）

·陈宝贵经验方·

【组成】金钱草20克，冬葵子15克，泽泻15克，车前子（包煎）15克，川续断15克，狗脊15克，浮萍15克，老鹳草15克，透骨草15克，丹参20克，薏苡仁20克，甘草10克。

【用法】每日1剂，水煎分早、晚2次服。

【功效】清热利湿，补肾活血。

【主治】急性痛风性关节炎（湿热蕴结、肾虚血瘀型）。

【来源】《痛风与高尿酸血症中医特效疗法》

·施仁潮经验方·

【组成】苍术12克，薏苡仁30克，土茯苓15克，泽泻10克，当归10克，川芎10克，川牛膝15克，姜黄12克，大黄6克，鸭跖草30克，虎杖15克，车前草20克，石斛12克，海金沙（包煎）10克，陈皮10克，延胡索15克，地龙10克。

【用法】每日1剂，水煎分2次服。

【功效】祛湿浊，清热毒，行瘀滞。

【主治】急性痛风性关节炎（湿热蕴结，伴有瘀血型）。

【来源】《痛风与高尿酸血症中医特效疗法》

∽·　孙素平经验方　·∼

【**组成**】金银花20克，蒲公英20克，猫爪草30克，薏苡仁30克，黄柏12克，苍术15克，川牛膝20克，山慈菇15克，熟大黄15克，紫花地丁12克，土茯苓30克，萆薢20克，赤芍20克，泽泻30克，漏芦15克。

【**用法**】每日1剂，水煎分早、晚2次服。

【**功效**】清热解毒，活血利湿。

【**主治**】急性痛风性关节炎（热毒内盛型）。

【**来源**】《痛风与高尿酸血症中医特效疗法》

∽·　归经当归拈痛汤　·∼

【**组成**】当归15克，茵陈10克，土茯苓6克，陈皮6克，党参15克，山慈菇10克，黄柏10克，泽泻10克，猪苓10克，苍术10克，白术10克，柴胡10克，独活10克，牛膝10克，地龙10克。

【**用法**】每日1剂，水煎分2次服。

【**功效**】清热利湿，祛风止痛。

【**主治**】急性痛风性关节炎（湿热蕴结型）。

【**来源**】辨疾病脏腑归经组方治疗急性痛风性关节炎的临床观察，湖北中医药大学（硕士学位论文），2016

∽·　痛风速效汤　·∼

【**组成**】黄柏10克，苍术15克，薏苡仁30克，牛膝15克，土茯苓30克，萆薢15克，山慈菇15克，生地黄15克，赤芍15克，牡丹皮10克，秦艽10克，威灵仙15克，浙贝母15克，僵蚕15克，蒲公英30克。

【**用法**】每日1剂，水煎分2次服。

【功效】清热利湿，凉血解毒，化痰活血，通络止痛。

【主治】急性痛风性关节炎（瘀热阻滞型）。

【来源】中医药导报，2005，11（6）

❦· 大柴胡汤加减 ·❧

【组成】大黄（后下）10克，柴胡10克，黄芩10克，枳实10克，赤芍10克，苍术10克，牛膝10克，黄柏10克，山慈菇20克，忍冬藤20克，姜半夏6克，甘草6克，大枣3枚。

【用法】每日1剂，水煎分2次服。

【功效】解热祛风，除湿通络，泻腑实理气。

【主治】急性痛风性关节炎（湿热中阻、脉络不通型）。

【来源】中国现代应用药学杂志，2002，19（2）

❦· 通痹雷公藤汤 ·❧

【组成】雷公藤（先煎）10克，秦艽10克，萆薢10克，白僵蚕10克，桃仁10克，红花10克，海风藤10克，海桐皮10克，徐长卿10克，板蓝根30克，蒲公英30克，薏苡仁30克，赤小豆30克，土茯苓30克，蜈蚣2条，甘草5克。

【用法】每日1剂，水煎分2次服。

【功效】清热解毒，祛湿通痹，活血化瘀。

【主治】急性痛风性关节炎（湿热蕴结、壅阻血脉型）。

【来源】实用中医药杂志，2003，19（7）

❦· 木防己汤加减 ·❧

【组成】防己30克，滑石（包煎）20克，薏苡仁20克，石膏（先煎）30克，桂枝10克，通草10克，杏仁12克。

【用法】每日1剂，水煎分2次服。

【功效】通络止痛，泄浊利湿。

【主治】急性痛风性关节炎（湿热痹阻型）。

【来源】四川中医，2003，21（2）

·拈痛汤·

【组成】黄柏15克，秦艽15克，苍术15克，薏苡仁15克，茯苓15克，丹参15克，怀牛膝6克，升麻3克，生甘草5克。

【用法】每日1剂，水煎分2次服。

【功效】清热燥湿，化瘀通络。

【主治】急性痛风性关节炎（湿热瘀阻型）。

【来源】河北中医，2006，28（4）

·祛风止痛汤·

【组成】苍术10克，秦皮10克，蚕沙（包煎）15克，黄柏10克，牛膝10克，草薢20克，车前子（包煎）30克，徐长卿15克，连翘10克，当归15克。

【用法】每日1剂，水煎分2次服。

【功效】清热利湿，化瘀通经。

【主治】急性痛风性关节炎（湿热瘀阻型）。

【来源】吉林中医药，2003，23（3）

·清热利湿方·

【组成】苍术15克，黄柏15克，土茯苓15克，草薢30克，薏苡仁30克，牛大力30克，三棱10克，元胡10克，地龙10克，赤芍10克，甘草5克。

【用法】每日1剂，水煎分2次服。

【功效】清热利湿，活血通络。

【主治】急性痛风性关节炎（湿热蕴结型）。

【来源】中国民族民间医药，2017，26（13）

❧ · 健脾益肾泄浊方 · ❧

【组成】黄芪、白术、土茯苓各20克，川牛膝、苍术、薏苡仁、虎杖、蒲公英、水牛角（先煎）各15克，山茱萸、泽泻、威灵仙、赤芍、丹参、延胡索各10克，黄连6克。

【用法】每日1剂，水煎分3次温服。

【功效】健脾益肾，泄浊化瘀。

【主治】急性痛风性关节炎（脾肾两虚、痰浊瘀阻型）。

【来源】山西中医，2018，34（10）

❧ · 四妙散合五味消毒饮 · ❧

【组成】黄柏12克，黄芩12克，栀子12克，茵陈15克，苍术10克，薏苡仁30克，茯苓20克，蒲公英12克，紫花地丁10克，天葵10克，威灵仙10克，络石藤15克，赤芍12克，金银花10克。

【用法】每日1剂，水煎分2次服。

【功效】益气活血，利湿通络。

【主治】急性痛风性关节炎。

【来源】《常见病健康管理答疑丛书·痛风防治170问》

❧ · 镇痛消风汤 · ❧

【组成】车前子（包煎）15克，秦艽12克，威灵仙12克，川牛膝12克，忍冬藤12克，地龙12克，黄柏10克，山慈菇10克，甘草6克。

【用法】每日1剂，水煎分2次服。

【功效】益气活血，利湿通络。

【主治】急性痛风性关节炎（热痹型）。

【来源】安徽中医学院学报，1989，8（2）

·消痛护胃汤·

【组成】金钱草30克，薏苡仁30克，生石膏30克，泽泻10克，车前子15克，知母10克，黄柏10克，防己10克，地龙10克，赤芍10克，生地黄10克。

【用法】上药冷水浸泡30~60分钟后文火熬煎，每日1剂，每剂2煎，每煎取药汁不得少于200毫升，混匀后分2次温服。

【功效】清热利湿，祛风活络，温运脾胃。

【主治】急性痛风性关节炎（瘀热互结型）。

【来源】湖南中医杂志，1994，21（5）

·地龙定痛汤·

【组成】当归10克，牛膝15克，赤芍10克，牡丹皮10克，防风10克，松节10克，苍术10克，草薢15克，泽泻15克，忍冬藤30克，桂枝5克，枳壳10克，党参15克，甘草5克。

【用法】每日1剂，水煎分2次温服。

【功效】清热除湿。

【主治】急性痛风性关节炎（湿热型）。

【来源】南京中医学院学报，1990（4）

当归拈痛汤加减

【组成】羌活、独活、防风、防己、松节、赤芍、苍术、猪苓各9克，当归12克，葛根、茵陈、虎杖各15克，忍冬藤30克，生甘草6克。

【用法】每日1剂，水煎分2次服，直至症状完全消退，再续服2周。

【功效】祛风通络，清热利湿。

【主治】急性痛风性关节炎。

【来源】甘肃中医，2001（6）

益气痛风汤

【组成】党参30克，薏苡仁30克，黄柏10克，苍术10克，独活10克，当归12克，泽泻10克，茯苓15克，桂枝10克，威灵仙12克。

【用法】每日1剂，水煎分2次服。

【功效】健脾益气，祛风通络，清热利湿。

【主治】急性痛风性关节炎（气虚脾弱型）。

【来源】《常见病健康管理答疑丛书·痛风防治170问》

自拟四藤通络汤

【组成】忍冬藤、鸡血藤、海风藤、络石藤各15克，秦艽、威灵仙、五加皮、防己、独活、牛膝、全当归各10克。

【用法】每日1剂，水煎分2次服。

【功效】祛风利湿，通络止痛。

【主治】急性痛风性关节炎（外感风邪、湿热内蕴型）。

【来源】中医研究，2000，13（2）

通滞苏润江胶囊

（中成药）

【组成】番泻叶、秋水仙、诃子肉、盒果藤、巴旦仁、西红花、司卡摩尼亚脂。

【用法】口服，每次5~7粒，每日2次。

【功效】开通阻滞，消肿止痛。

【主治】急性痛风性关节炎。

【来源】中国处方药，2019，17（10）

痛风舒胶囊

（中成药）

【组成】大黄、川牛膝、车前子、防己、泽泻。

【用法】每次3粒，每日3次，连服3个月。

【功效】泻热利湿，通利关节，逐瘀通经，祛风止痛，解毒消肿。

【主治】急性痛风性关节炎（湿热瘀阻型）。

【来源】现代药物与临床，2019，34（9）

经验方1

【组成】土茯苓15克，姜黄15克，防己15克，泽泻15克，川牛膝15克，熟大黄15克，生地黄15克，车前子（包煎）15克，白茅根20克。

【用法】每日1剂，水煎分2次服。

【功效】清热利湿，通络止痛利关节，解毒。

【主治】痛风性关节炎（痰瘀阻滞、湿热蓄结型）。

【来源】中国中医药现代远程教育，2019，17（3）

·经验方2·

【组成】黄柏6克，威灵仙6克，苍术10克，陈皮6克，芍药3克，甘草10克，羌活6克。

【用法】共研为末，粥糊为丸，每日3次，每次6克。

【功效】清热除湿，活血通络。

【主治】湿热型痛风。

【来源】《痛风防治必读》

第二节 外用方

一、外敷方

·外敷活血止痛方·

【组成】生草乌头、生川乌头、生栀子、乳香、没药、羌活、石膏、蒲公英、苏木、细辛、生蒲黄；当归、红花、樟脑、黄柏、独活；丁香、血竭等3组药。

【用法】3组药以4∶2∶1的比例量组成，诸药碾成细末拌匀，然后加适量蜂蜜，再加温开水调匀，根据肿痛部位的大小，均匀涂摊于大小适中的纱布上，敷贴于患处，再用绷带包扎即可。2~3日换药1次。

【功效】温经散寒镇痛，利湿消肿，活血化瘀。

【主治】急性痛风性关节炎（寒湿瘀热型）。

【来源】中医正骨，1999，（11）

·四黄散·

【组成】黄芩，黄连，黄柏，大黄。

【用法】上述药物等份过80目筛，制成粉末状，取药粉加少许蜂蜜、开水调成膏状，外敷于患处，厚度2毫米，用纱布包裹，绷带包扎固定，每次6~8小时，每日1次。

【功效】清热解毒，消肿止痛。

【主治】急性痛风性关节炎（湿热蕴结型）。

【来源】中医临床研究，2020，12（3）

～· 三黄散 ·～

【组成】黄芩，黄柏，大黄。

【用法】上述药物按2∶2∶3配伍，另加冰片5克、芒硝20克。研磨，加入蜂蜜调和，制成糊状以备用。使用时在棉垫上均匀涂抹一定量药膏，并用纱布覆盖，将其敷于患处，然后通过绷带固定，持续湿敷4~6小时，然后对皮肤进行清洁。每日换1次药膏，连续用药14天。

【功效】清热除湿，消肿止痛，活血通络。

【主治】急性痛风性关节炎（湿热蕴结型）。

【来源】内蒙古中医药，2019，38（12）

～· 双黄膏 ·～

【组成】黄连，姜黄，生地，野菊花，当归，栀子花。

【用法】取适量药材用麻油炸枯，去滓，下蜡，搅拌溶解后，晾凉备用。使用时置于纱布上敷于患处，7天为1个疗程。

【功效】清热通络，除湿止痛。

【主治】急性痛风性关节炎（湿热痹阻型）。

【来源】江苏中医药大学学报，2019，21（6）

❧· 双柏散 ·❧

【组成】大黄，黄柏，侧柏叶，薄荷，泽兰。

【用法】取适量药材制成散剂，用适量蜂蜜将双柏散粉末调制成膏状，按病变面积大小将调好的药膏用纱布覆盖，敷于患处，固定好。每次4小时，每日2次。

【功效】清热利湿，通络止痛。

【主治】急性痛风性关节炎（湿热蕴结型）。

【来源】中国实用医药，2019，14（17）

❧· 三妙散 ·❧

【组成】苍术180克，黄柏120克，川牛膝60克。痛剧者，加延胡索30克；血瘀重者加乳香20克、没药20克；肿剧者，加泽泻30克、茯苓30克。

【用法】以上药物按比例混匀后共同打粉备用，每次取10~15克药粉用少许低度白酒与适量冷水调成糊状，干湿适宜，加入适量凡士林调和黏性，搅拌均匀，平摊于事先铺好的中间衬垫物为棉垫的双层纱布上，并敷于肿痛关节处，外用绷带缠绕固定，每天更换1次，若有局部皮肤过敏，立即停用。

【功效】清热燥湿，补益肝肾。

【主治】急性痛风性关节炎（湿热蕴结型）。

【来源】中国处方药，2019，17（10）

❧· 红楼中药膏 ·❧

【组成】红花100克，重楼50克，黄柏100克，土大黄100克，土黄连100克。

【用法】以上药物磨粉，与凡士林调制后外敷，每日1次，2周为1个疗程。

【功效】活血止痛，清热凉血，解毒消肿。

【主治】急性痛风性关节炎（湿热型）。

【来源】中国医院用药评价与分析，2019，19（9）

ᨑ᠁ · 痛风膏 · ᨑ᠁

【组成】大黄60克，煅石膏60克，蒲公英30克，黄柏20克，栀子30克，制南星30克，牡丹皮30克，三七30克，冰片10克。

【用法】将上述药物加工成细粉末后用清水加蜂蜜调成糊状，并将其外敷在患者的关节炎处，然后采用纱布将糊状敷料固定住，每天1~2次，每次外敷的时间在8小时左右，以7~10天为1个疗程。

【功效】清热祛湿，消肿止痛。

【主治】急性痛风性关节炎（湿热瘀阻型）。

【来源】中国社区医师，2019，35（32）

ᨑ᠁ · 白药膏 · ᨑ᠁

【组成】煅石膏粉1000克，冰片6克，红花油500毫升，凡士林适量。

【用法】每次取20克，平摊于6厘米×8厘米辅料上，用绷带或胶布固定，每天2次。

【功效】清热泻火，止痛，收湿敛疮。

【主治】急性痛风性关节炎（湿热蕴结型）。

【来源】清热祛湿汤联合白药膏治疗急性痛风性关节炎的临床研究，广西中医药大学（硕士学位论文），2018

解毒散

【组成】大黄，黄柏，姜黄，厚朴，白芷，陈皮，苍术，生南星，天花粉，甘草。

【用法】上药共研细末，过80目筛。取药粉加水、食用米醋、酒、蜂蜜适量，调成膏状，敷在损伤处，厚度2毫米，药膏面积比肿胀面积略大，用专用胶纸敷盖，必要时包扎固定，每天换药1次。3天为1个疗程。

【功效】清热解毒，祛湿通络，活血化瘀，消肿止痛。

【主治】急性痛风性关节炎（湿热蕴结型）。

【来源】四川中医，2017，35（7）

慈军散外敷

【组成】山慈菇200克，生大黄200克，水蛭200克，玄明粉300克，甘遂100克。

【用法】上药共研细末，过100目筛，消毒，和匀，装瓶备用。每次3~5克，以薄荷油调匀外敷患处，隔日1次。

【功效】泻下攻逐，清热化湿，逐瘀通痹。

【主治】急性痛风性关节炎（湿热下注、脉络瘀阻型）。

【来源】山西中医，1997，13（3）

二妙散加味

【组成】黄柏，苍术，大黄，白芷，青黛。

【用法】上诸药按2：2：2：2：1比例研末过筛备用。取上药加入蜂蜜，搅拌呈糊状，敷于患处，上面覆盖油光纸，用纱布绷带包裹，每日换药1次，3天为1个疗程。

【功效】清热解毒，除湿通络。

【主治】急性痛风性关节炎（火热燔灼、脉络闭阻型）。

【来源】中医外治杂志，1999，8（1）

复方蚂蚁膏外敷

【组成】蚂蚁100克，秦皮100克，草薢50克，虎杖50克，六轴子30克，川芎30克，赤芍30克，桂枝20克，甘草10克。

【用法】上药研细末，加薄荷油2~5毫升，用凡士林调成膏状，均匀地涂抹在棉纸上，药膏厚度为2~3毫米，敷于患处，在棉纸外盖塑料薄膜，绷带加压包扎固定，2天换药1次，3次为1个疗程。

【功效】清热利湿，祛风通络，消肿止痛。

【主治】急性痛风性关节炎（湿热型）。

【来源】中医外治杂志，2001，10（1）

芦荟叶肉贴敷

【组成】新鲜木立芦荟叶。

【用法】根据患处范围，取新鲜木立芦荟叶3~4厘米，用刀从中间剖开，将叶肉面贴敷于肿痛处，纱布包裹，外用胶布固定。24小时更换1次。

【功效】清热利湿，活血解毒，化瘀通络。

【主治】急性痛风性关节炎（湿热内生、积热蕴毒型）。

【来源】中国民间疗法，2002，10（3）

青敷膏

【组成】青黛、生大黄、生半夏、生天南星、生川乌、生草乌各30克，川月石210克，风化硝、大贝母各60克，天花粉90克。

【用法】将上述药物研细末和匀，然后用药末与凡士林以1∶4的比例调匀成膏，存罐备用。清洁皮肤后，视患部大小，用青敷膏摊涂于纱布或棉垫上，厚度约0.5厘米，敷于患处并固定，每日换药1次。

【功效】清热解毒，化痰泄浊，消肿止痛。

【主治】急性痛风性关节炎（湿热痰阻型）。

【来源】实用中医药杂志，2005，21（1）

～·水晶丹·～

【组成】大黄粉3份，芒硝8份，白矾3份，红花粉1份。

【用法】视关节大小按比例配药溶于温水中，以武火煮沸后约1分钟，药液由红色变为褐色即可。滤渣取药液，浸湿0.5~1厘米厚的棉纱，挤出多余液体，湿敷于患关节，聚乙烯薄膜覆盖，绷带固定，每日更换1次。10天为1个疗程。

【功效】清热燥湿，化瘀解毒消肿。

【主治】急性痛风性关节炎（湿热瘀阻型）。

【来源】中国中医急症，2007，16（10）

～·双柏散外敷·～

【组成】大黄2份，侧柏叶2份，黄柏1份，泽兰1份，薄荷1份。

【用法】按比例制成散剂，将双柏散粉末倒入碗内，加入适量蜂蜜水调和成糊状。临用时以生理盐水棉球擦洗患处，将调好的药物平摊在"舒适妥"胶布上，厚薄适中，再放入微波炉中加热1分钟，立即敷于患处，每日1次。

【功效】清热利湿，解毒消肿，化瘀止痛。

【主治】急性痛风性关节炎（湿热瘀阻型）。

【来源】中国中医急症，2005，14（7）

·四色散外敷·

【组成】黄柏30克，白芷30克，红花30克，青黛15克。

【用法】根据病变部位及范围大小取药末以蜂蜜搅拌呈糊状，敷于患处，上面覆盖油光纸，用纱布绷带包裹，每天换药1次，7天为1个疗程。

【功效】清热解毒，除湿化瘀通络。

【主治】急性痛风性关节炎（湿热下注型）。

【来源】中国民间疗法，2006，14（8）

·痛风膏·

【组成】黄柏90克，生大黄、姜黄、白芷、天花粉、厚朴、陈皮各60克，甘草、生半夏、生天南星各30克，冰片20克。

【用法】将上述药物研成细末熬成膏状，视患处部位大小，将膏药平铺在布上，温贴痛处，并用绷带固定，每2天换药一次。

【功效】清热解毒，化痰除湿，消肿止痛。

【主治】急性痛风性关节炎（湿热痰浊型）。

【来源】辽宁中医杂志，2006，33（6）

·消瘀散外敷·

【组成】蒲公英500克，土鳖虫200克，苏木100克，大黄220克，泽兰250克，当归250克，乳香220克，蒲黄200克，丹参300克，三七200克，没药200克，五灵脂650克，刘寄奴250克，老鹳草300克。

【用法】以上诸药，烘干研粉，过80目筛，装瓶备用。常规消毒病变处，以梅花针重叩患处至出血，加拔火罐，出血5~20毫升，约10分钟后取罐。取消瘀散适量，用蜂蜜和陈醋将药调成糊状，均匀敷在患处，以纱布块覆盖，用绷带或胶布缠绕固定。

【功效】活血化瘀，泻热消肿，通络止痛。

【主治】急性痛风性关节炎（痰瘀阻痹型）。

【来源】中医外治杂志，2000，9（3）

❧·栀黄芒硝散外敷·❧

【组成】生栀子100克，生黄柏50克，生大黄50克，生黄芩50克，秦艽50克，独活50克，威灵仙30克，汉防己50克。

【用法】单个跖趾关节红、肿、热、痛者，每次采用上述药粉适量配冰片10克、芒硝（研末）50克，以陈醋调敷患处，纱布固定，每日1次，1~7天为1个疗程。

【功效】清热，消肿，止痛。

【主治】急性痛风性关节炎。

【来源】云南中医中药杂志，2001，22（4）

❧·中药外敷·❧

【组成】莪术、五灵脂、川乌、草乌、制马钱子各10克，冰片、生天南星各20克，大黄50克。

【用法】上药研粉过80目筛备用。用时将适量蜂蜜与药末调为糊状，根据病变范围大小将药摊于油纸或纱布上，一般厚3~5毫米，贴于局部，外用绷带或胶布固定，每日更换1次。

【功效】行气活血，除痹通络，消肿止痛。

【主治】急性痛风性关节炎。

【来源】中国民间疗法，1999，（5）

❧ · 新癀片 · ❧

（中成药）

【组成】人工牛黄，三七，肿节风等。

【用法】上药研细末，取其药粉用米醋调成糊状，药量根据肿块大小调整，均匀涂于红肿部位上，自然晾干即可。每天2~3次，直至局部皮肤无红肿，肿块消退，疼痛有所缓解为止。

【功效】消热解毒，活血化瘀，消肿止痛。

【主治】急性痛风性关节炎（痰湿阻滞型）。

【来源】中国全科护理，2013，11（1A）

❧ · 敷贴方 · ❧

【组成】生半夏30克，生栀子60克，生大黄15克，黄柏15克，桃仁10克，红花10克。

【用法】上药共研为细末，用醋调成糊状，摊于纱布上敷于病变关节，干后再加醋调敷。每次60分钟，每日2次，30天为1个疗程。

【功效】清热解毒，活血止痛。

【主治】急性痛风性关节炎（湿热痹）。

【来源】《痛风中西医特色疗法》

❧ · 外搽药酒方 · ❧

【组成】伸筋草12克，透骨草12克，桂枝9克，羌活12克，独活12克，川乌9克，草乌9克，全当归12克，紫草9克，红花9克，桑枝9克，虎杖9克，络石藤9克，地鳖虫6克。

【用法】以上诸药用高粱酒1.5千克浸泡，约1周后待用。先以热水洗患处，后用此酒轻擦患处，每次10分钟，每日2~3次。

【功效】祛风除湿，活血通络，宣痹止痛。

【主治】急性痛风性关节炎。

【来源】《痛风防治必读》

～· 当归散 ·～

【组成】防风、当归、藁本、独活、荆芥穗、牡荆叶各30克。

【用法】上药为粗末，盐120克同炒，热敷患处。

【功效】祛风除湿，活血止痛。

【主治】急性痛风性关节炎。

【来源】《痛风防治必读》

～· 黄药 ·～

【组成】干燥象皮粉1克，蜂蜜300毫升。

【用法】冷开水100毫升，三者混合搅匀后备用，将黄药涂于发炎关节表面，每2小时1次。用药期间患部禁止过多活动，禁入冷水。

【功效】清热通络止痛。

【主治】急性痛风性关节炎。

【来源】《痛风防治必读》

～· 外用冷湿敷方 ·～

【组成】大黄15克，黄柏10克，黄芩10克。

【用法】热天用，煎汤做冷湿敷，敷料热时即更换。

【功效】清热除湿。

【主治】急性痛风性关节炎（湿热型）。

【来源】南京中医学院学报，1990（4）

二、熏洗方

四妙散加味熏蒸方

【组成】黄柏15克，苍术15克，薏苡仁15克，红花10克，威灵仙8克，艾叶10克，牛膝10克，茯苓10克，木瓜10克，甘草3克。

【用法】每日1剂，上药加入1500~2000毫升的冷水于药锅中，煎煮约20分钟，将药液倒入熏蒸机熏蒸患部，每日1次。

【功效】清热利湿，活血化瘀，舒筋活络。

【主治】急性痛风性关节炎（风寒湿阻型）。

【来源】放血疗法结合中药熏蒸治疗湿热蕴结型急性痛风性关节炎的临床疗效观察，福建中医药大学（硕士学位论文），2019

骨洗方

【组成】薄荷30克，桂枝30克，平枫荷30克，两面针30克，红花20克，宽筋藤20克。

【用法】上药加入2000毫升水中，煮沸20分钟后，倒入盆中，暴露患处，先用热气熏蒸，温度适宜后盖上浸湿药液的毛巾热敷，水温转凉后，可再次加热熏洗，每次30分钟，每日2次。

【功效】祛风除湿，温经通络。

【主治】急性痛风性关节炎。

【来源】中国处方药，2016，14（11）

中药熏蒸方1

【组成】苍术30克，薏苡仁30克，红花20克，川乌15克，威灵仙15克，艾叶20克，木瓜20克，牛膝20克，茯苓20克。

【用法】取上药使用熏蒸机熏蒸患部，每日2次，1周为1个疗程。

【功效】温经散寒，祛风除湿。

【主治】急性痛风性关节炎（湿热为主者）。

【来源】江苏中医药，2004，25（9）

·中药熏蒸方2·

【组成】苍术20克，生半夏20克，天南星20克，艾叶20克，红花15克，王不留行40克，大黄30克，海桐皮30克，葱须3根。

【用法】取上药使用熏蒸机熏蒸患部，每日2次，1周为1个疗程。

【功效】祛风豁痰，活血化瘀。

【主治】急性痛风性关节炎（痰浊为主者）。

【来源】江苏中医药，2004，25（9）

·祛风活血方·

【组成】羌活9克，独活9克，桂枝9克，当归12克，荆芥9克，防风9克，秦艽9克，路路通9克，红花9克。

【用法】上药水煎取汁1000毫升熏洗患处，每日2~3次。

【功效】祛风活血，通络止痛。

【主治】急性痛风性关节炎。

【来源】《痛风防治必读》

·羊桃淋蘸方·

【组成】羊桃、白蒺藜、苍耳、海桐皮、柳树虫末、商陆、蓖麻叶茎、红花各500克。

【用法】上药加麻叶一把，以水适量煎，去渣取汁，淋洗痛处。

【功效】清热祛湿，通络止痛。

【主治】急性痛风性关节炎。

【来源】《痛风防治必读》

·五枝汤·

【组成】桑枝、槐枝、椿枝、桃枝、柳枝各30克。

【用法】上药加麻叶一把，以水适量煎，去渣取汁，淋洗患处，洗毕宜就寝，不可见风。

【功效】舒筋活络止痛。

【主治】急性痛风性关节炎（表现为关节拘挛者）。

【来源】《痛风防治必读》

·热痹沐浴方·

【组成】桑枝500克，络石藤200克，忍冬藤60克，鸡血藤60克，海桐皮60克，豨莶草100克，海风藤100克。

【用法】煎水沐浴。

【功效】清热活血，通络止痛，祛风宣痹。

【主治】急性痛风性关节炎（表现为关节红肿热痛者）。

【来源】《痛风防治必读》

第三节　内外合治方

·红藤虎杖汤·

【组成】红藤20克，虎杖30克，土茯苓15~30克，苍术15克，黄柏15克，薏苡仁30~60克，川牛膝15克，忍冬藤15克，豨莶草15克，络石藤15克，赤芍15克，秦皮15克，炙甘草6克。

【用法】每日1剂，水煎分3次服。另加适量水煎煮药渣泡洗患处。

【功效】清热通络，祛风除湿。

【主治】急性痛风性关节炎（湿热蕴结型）。

【来源】中医杂志，2013，54（3）

四妙汤联合通痹膏外敷

【组成】①四妙汤：苍术20克，黄柏20克，川牛膝20克，薏苡仁40克。②通痹膏：姜黄200克，白及200克，赤芍200克，大黄150克，黄连150克，黄柏150克，生地黄100克，生南星100克，苍术100克，厚朴100克。

【用法】①四妙汤：每日1剂，水煎分2次服。②通痹膏：外用，均匀抹于患处，2天换药1次。

【功效】清热燥湿，消肿止痛。

【主治】急性痛风性关节炎。

【来源】中国中医骨伤科杂志，2016，4（10）

消痛护胃汤

【组成】当归10克，牛膝15克，赤芍10克，牡丹皮10克，防风10克，松节10克，苍术10克，萆薢15克，泽泻15克，忍冬藤30克，桂枝5克，枳壳10克，党参15克，甘草5克。

【用法】上药冷水浸泡30~60分钟后文火熬煎，每日1剂，每剂2煎，每次取药汁不得少于200毫升，分2次温服。于睡前温洗双足直至症状消失后再继续治疗半个月以上。

【功效】清热利湿，祛风活络，佐以温运脾胃。

【主治】急性痛风性关节炎（瘀热互结型）。

【来源】湖南中医杂志，1994，21（5）

·白虎加桂枝汤化裁·

【组成】①白虎加桂枝汤合四妙散加减：石膏（先煎）30克，知母10克，桂枝10克，苍术10克，黄柏15克，薏苡仁30克，威灵仙15克，萆薢15克，秦艽15克，牛膝15克，土茯苓30克，丹参30克，全蝎6克，车前子（包煎）10克，春根藤30克，白花蛇（焙干，研末，分2次冲服）1条。②六神丸：麝香、牛黄、冰片、珍珠、蟾酥、雄黄。

【用法】①白虎加桂枝汤合四妙散加减：每日1剂，水煎分2次服。②六神丸：取十数粒，用冷开水少许，盛匙中化散敷搽，每日2次，7天为1个疗程。

【功效】清热祛湿，消肿止痛。

【主治】急性痛风性关节炎（湿热蕴结型）。

【来源】广西中医药，1999，22（3）

·白虎加桂枝汤加味合金黄膏·

【组成】①白虎加桂枝汤加味：知母20克，薏苡仁20克，豨莶草20克，炙甘草10克，石膏（先煎）50克，粳米30克，桂枝（去皮）15克，防己15克，络石藤15克，萆薢15克，土茯苓15克。②金黄膏：黄芩、黄连、黄柏、五倍子、青黛、冰片加麻油炼制而成。

【用法】①白虎加桂枝汤加味：每日1剂，水煎服。②金黄膏：外敷患处，每日1次。共治疗7天。

【功效】清热解毒，燥湿止痛。

【主治】急性痛风性关节炎（湿热蕴结型）。

【来源】新中医，2013，45（3）

第三章　慢性痛风性关节炎

　　痛风性关节炎是由机体嘌呤代谢障碍导致的尿酸盐沉积于关节及其周围组织的一种反复发作的代谢性炎症性疾病。按照疾病发展的自然病程可分为无症状高尿酸血症期、急性期、间歇期及慢性期。慢性痛风性关节炎，是指随着急性痛风性关节炎发作次数的增多和病程的演进，尿酸盐在关节内外和其他组织中的沉积逐步加重，受累关节逐渐增多，逐渐演变为慢性关节炎症的疾病。慢性痛风性关节炎作为一种炎性关节病，血清中的CRP、ESR及UA等因子作为临床局部炎症的重要指标，在UA急性发作和慢性迁延化的过程中起着关键作用。当尿酸盐结晶进入关节腔，刺激关节周围的滑膜及组织细胞释放多种炎症因子，降解关节周围细胞外基质，加速关节周围的滑膜及软骨的损伤，进而引起痛风性关节炎的发生。慢性痛风性关节炎后期不仅造成局部骨质缺损、关节畸形，还会严重影响患者的工作及日常生活，甚至致残、致死。其症状反复发作，症状不能完全缓解，主要表现为痛风石、慢性关节炎及痛风性肾炎等。

　　目前，慢性痛风性关节炎的治疗手段主要包括饮食控制、药物干预、针灸治疗及手术等，目的在于降低并维持尿酸至正常范围内，加快溶解关节及周围组织内的尿酸盐沉积，减少新沉积形成，进而延缓或逆转痛风性关节炎进程。西药主要包括非甾体抗炎药、糖皮质激素类药、抑制尿酸生成药、促尿酸排泄药和抗痛风类药，在一定程度上能明显缓解症状，但药物不良反应、复发率及依从性问题限制了其应用。故越来越多的临床医师致力于传统中医药治疗慢性痛风性关节炎的研究。

中医古籍《格致余论》首次记载"痛风"这一病名，根据其临床表现将其归属于"历节""痹证"等范畴。本病发生多因先天禀赋不足，肝脾肾亏虚，又过食肥甘厚味、辛辣刺激之品，酗酒等，加之情志不畅，外感风寒（热）湿之邪，酿生湿浊，聚而成痰，脉络瘀滞，形成湿、痰、浊、瘀等病理产物而为病。《丹溪摘玄·痛风门》曰："或因饮酒当风，汗出入水，以致肌肉不仁，血脉凝涩，使关节不得流通，诸筋无以滋养，真邪相搏，历节疼痛，走注四肢间节而无常处。"一般认为，其病机多为历节痛发作后，肾气化失常，开阖不利，难以泄浊利湿而致痰瘀内聚；久病脾虚则化源不足，气血无以充养骨节，而现肾虚骨痛，腰酸足软；湿阻痰聚，津液不行，则肢节僵硬、重着；纳运不畅则气机阻闭，胸膈痞满。血瘀也是慢性痛风性关节炎的主要病机之一，一方面脾失健运，气滞血瘀。痛风患者大多嗜食膏粱厚味，久之脾失健运，水液化生障碍导致津液不足，机体失润，气血化生不足。气不行则血不畅，气滞而致血瘀。此时患者表现为关节处刺痛拒按，痛处不移，一过性肿胀，伴或不伴皮温高。另一方面是肾虚血瘀，肉枯骨痿。久病伤肾，肾阳不足，虚寒内生，失其温煦血脉，血液凝滞而成血瘀，血瘀可造成水谷精微吸收障碍，从而导致肉枯骨痿；肾阴不足，血脉涸涩，脉道失于濡养，无以载血，则血行涩滞而致血瘀；而且肾阴亏损，则水不济火，虚火煎熬，炼精灼液，亦致血液浓稠，流行迟缓而致血瘀，加重肉枯骨痿。此时患者表现为肤色黯淡，肌肉萎缩，多有皮下痛风结节，骨节肿痛，关节畸形，甚则皮肤溃破，渗溢脂膏。临床治疗主要以益肾健脾、温阳益阴、祛风除湿、活血通络、化瘀止痛等为主。

第一节　内服方

❀· 痛风性关节炎基础方1 ·❀

【组成】萆薢30克，土茯苓20克，生薏苡仁20克，车前草15克，蒲公英15克，山慈菇20克。

【用法】每日1剂，水煎分早、晚2次饭后温服。

【功效】祛风除湿，清泄蕴热。

【主治】慢性痛风性关节炎（湿热痹阻型）。

【来源】江苏中医药，2020，52（1）

❀· 痛风性关节炎基础方2 ·❀

【组成】防风40克，苍术、黄芪、当归各30克，党参、熟地各15克，熟附子（先煎）10克，水蛭粉（冲）、胎盘粉（冲）各6克。

【用法】每日1剂，水煎分2次服。

【功效】益气活血通络。

【主治】慢性痛风性关节炎（气血亏虚型）。

【来源】《风湿病中医经验集成》

❀· 茶饮方 ·❀

【组成】萆薢8克，石斛8克，溪黄草5克。

【用法】煮沸片刻，即可饮用。秋冬之季则可在茶饮中佐加桂枝3克、怀牛膝3克。

【功效】除湿通络。

【主治】慢性痛风性关节炎（痰湿阻络型）。

【来源】江苏中医药，2020，52（1）

❧· 益气除痹通络方 ·❧

【组方】党参25克，苍术20克，白芍20克，白术15克，炒薏苡仁15克，川萆薢15克，桂枝15克，厚朴15克，川牛膝10克，知母10克，鸡血藤10克，姜黄10克，甘草10克，泽泻10克。

【用法】每日1剂，水煎分早、晚2次服。

【功效】健脾益气除湿，除痹活血通络。

【主治】慢性痛风性关节炎（脾虚痰浊阻滞型）。

【来源】现代中西医结合杂志，2019，28（16）

❧· 车前地黄汤 ·❧

【组成】车前草30克，熟地黄30克，怀山药30克，茯苓15克，桃仁15克，鳖甲（先煎）15克。

【用法】每日1剂，水煎2次，每次煎出药汁200毫升，混匀后分早、晚2次温服。

【功效】益肾健脾，化痰逐瘀，泄浊散结。

【主治】慢性痛风性关节炎（痰瘀互结型）。

【来源】上海中医药大学学报，2019，33（5）

❧· 平胃散合桂枝芍药知母汤加减 ·❧

【组成】党参20克，苍术15克，厚朴10克，陈皮15克，甘草6克，桂枝10克，白芍20克，白术15克，知母10克，黑附片（先煎）10克，僵蚕（包煎）10克，炒薏苡仁30克，川萆薢15克，姜黄10克，川牛膝15克，鸡血藤20克，泽泻15克。

【用法】每日1剂，水煎2次，共取药汁400毫升，每次服用200毫升，早、晚饭后温服。

【功效】健脾化湿，通阳除痹，活血通络，行气止痛。

【主治】慢性痛风性关节炎（脾虚痰浊阻滞型）。

【来源】中国实验方剂学杂志，2018，24（1）

～·　培元化浊汤　·～

【组成】黄芪30克，菟丝子10克，黄精15克，薏苡仁15克，延胡索10克，土茯苓15克，丝瓜络10克，山慈菇10克，威灵仙10克。

【用法】每日1剂，水煎服，每次服用200毫升，上午和下午餐前各服1次。

【功效】固本培元，利水化浊。

【主治】慢性痛风性关节炎（肾虚湿蕴型）。

【来源】河南中医，2017，37（12）

～·　甘草附子汤和姜苓半夏汤合方　·～

【组成】桂枝12克，制附子（先煎）12克，白术10克，茯苓15克，泽泻10克，法半夏10克，陈皮10克，生姜10克，炙甘草6克。

【用法】每日1剂，水煎分早、晚2次温服。

【功效】健脾祛湿化痰。

【主治】慢性痛风性关节炎（脾虚湿蕴型）。

【来源】山西中医学院学报，2016，17（4）

～·　二陈汤、四妙散合千金苇茎汤　·～

【组成】茯苓20克，半夏10克，陈皮10克，炒苍术10克，黄柏12克，生薏苡仁30克，冬瓜仁30克，桃仁10克，茵陈30克，砂仁（后下）10克，山楂30克，泽泻18克，土茯苓15克，山慈菇15克，丹参30克，当归10克，桂枝10克，甘草10克。

【用法】每日1剂，水煎分早、晚2次服。

【功效】健脾化湿泻浊，补血活血通络。

【主治】慢性痛风性关节炎（脾肾两虚型）。

【来源】中医学报，2016，31（11）

·任达然自拟方·

【组成】土茯苓30~60克，虎杖30克，萆薢20克，忍冬藤30克，薏苡仁30~50克，威灵仙15克，黄柏、川牛膝、木瓜络、泽泻、路路通、制乳香、没药各10克，金钱草30克，海金沙（布包）10克，鱼脑石15~18克。

【用法】每日1剂，水煎2次，共取药汁450毫升，分3次饭后温服，7天为1个疗程。

【功效】化浊祛瘀，活血止痛。

【主治】慢性痛风性关节炎（浊瘀痹阻型）。

【来源】《痛风中西医特色疗法》

·化瘀涤痰汤·

【组成】土茯苓15克，法半夏12克，桃仁15克，红花15克，丹参20克，川芎10克，白僵蚕10克，牛蒡子（炒）10克，陈皮10克，白芍10克，当归15克，黄芪15克，炙甘草15克。

【用法】上药先浸泡30~60分钟，水煎2次去渣，混匀后取药汁200毫升，分早、晚2次饭后温服，日1剂。

【功效】活血通络，化痰散结。

【主治】慢性痛风性关节炎（痰瘀痹阻型）。

【来源】化瘀涤痰汤治疗痛风性关节炎慢性期（痰瘀痹阻型）的临床研究，长春中医药大学（硕士学位论文），2016

·泄浊除痹汤·

【组成】土茯苓30克，萆薢15克，薏苡仁20克，木瓜10克，山慈菇10克，泽泻15克，泽兰15克，王不留行30克，牛膝15克，蒲黄10克，车前草10克，覆盆子15克，金樱子15克，甘草5克。

【用法】隔日1剂，水煎服，每日2次。

【功效】泄浊清热，活血通络。

【主治】慢性痛风性关节炎（浊瘀痹阻型）。

【来源】河南中医，2016，36（6）

·草乌饮合参附注射液·

【组成】草乌6克，乌药10克，川乌6克，皂角6克，川芎6克，白芷10克，半夏10克，茴香6克，木香6克，甘草6克。

【用法】①参附注射液：50毫升/次，静脉滴注，每天2次，连续使用10天。②草乌饮：每日1剂，水煎分2次服，共服14剂。

【功效】益气活血，温经散寒，化瘀通络。

【主治】慢性痛风性关节炎（寒湿瘀阻型）。

【来源】中医药导报，2015，21（11）

·益气祛瘀汤·

【组成】黄芪20克，党参10克，当归15克，防风10克，川芎10克，白芷10克，僵蚕10克，全蝎6克，甘草6克。

【用法】每日1剂，水煎分2次服，1个月为1个疗程。

【功效】益气养血，祛风除湿，化痰通络。

【主治】慢性痛风性关节炎（痰瘀痹阻兼气血两虚型）。

【来源】黑龙江医药，2015，28（4）

·化瘀散结方·

【组成】土茯苓30克，泽泻15克，蚕沙（包煎）10克，秦艽15克，威灵仙15克，莪术15克，白术15克，土鳖虫10克，炙南星10克，僵蚕15克，地龙10克，熟地15克，川牛膝15克，肉桂6克，草薢30克。

【用法】上药加水1000毫升，煎煮2次，合并取汁450毫升，分3份装密封袋。饭后1小时加热至50~70℃服用，每日3次，1个月为1个疗程。

【功效】清热祛湿，散瘀通络，消肿止痛。

【主治】慢性痛风性关节炎（湿热型）。

【来源】四川中医，2014，32（5）

·制乌头合制半夏、浙贝基础方·

【组成】制川乌（先煎）15克，制半夏10克，浙贝母10克，桂枝10克，白芍10克，薏米仁30克，草薢10克，土茯苓20克，川牛膝10克，秦艽15克，炙甘草10克。

【用法】每日1剂，水煎分上、下午服用，15天为1个疗程，连服2个疗程。

【功效】温通，化痰，散结，消肿，通络，止痛。

【主治】慢性痛风性关节炎（痰浊阻滞型）。

【来源】福建中医药，2014，45（3）

朱良春自拟痛风方1

【组成】土茯苓60克，全当归、萆薢、汉防己、桃仁泥、炙僵蚕各10克，玉米须20克，甘草5克。

【用法】每日1剂，分早、晚2次服。

【功效】化湿浊，通经络，蠲痹着。

【主治】慢性痛风性关节炎（湿浊痹阻型）。

【来源】《朱良春用药经验集》

朱良春自拟痛风方2

【组成】土茯苓30克，萆薢30克，威灵仙15克，桃仁10克，红花10克，泽兰10克，泽泻20克，苡米30克，车前子（包煎）30克，苍术15克，山慈菇15克，胆星15克。

【用法】上药放入砂锅中，加水1500毫升，浸泡20分钟，然后用武火煮沸，改文火煎煮40分钟，将药液滤出；再次加冷水500毫升，先武火后文火，煎煮30分钟后将药液滤出。把所得药液进行混合后，平分为3等份，每日1剂，每日3次，饭后1小时服用。

【功效】泻浊解毒，活血化瘀。

【主治】慢性痛风性关节炎（浊毒瘀阻型）。

【来源】《朱良春治痹薪传实录》

二妙散加减

【组成】苍术10克，黄柏10克，木防己10克，川芎10克，羌活10克，白芷10克，威灵仙12克，桂枝6克，防风10克，泽泻10克，延胡索10克，桃仁10克，秦艽10克，怀牛膝10克，甘草5克。

【用法】每日1剂，水煎分2次服。

【功效】清热利湿，活血通络。

【主治】慢性痛风性关节炎（湿热瘀阻型）。

【来源】《王净净医案精华》

～・ 痛风方1 ・～

【组成】独活10，桑寄生15克，当归10克，牛膝15克，桑枝15克，忍冬藤30克，徐长卿15克，丹参15克，元胡15克，玉竹30克。

【用法】每日1剂，水煎分2次服。

【功效】祛风除湿，通痹止痛。

【主治】慢性痛风性关节炎（肝肾两虚、气血不足型）。

【来源】《吕绍光临证经验撷萃》

～・ 痛风方2 ・～

【组成】当归15克，赤芍10克，熟地10克，黄芪30克，猪苓30克，桃仁10克，五灵脂（包煎）10克，鸡血藤15克，荷叶10克，乌梅10克，桑枝30克，苍术30克，桂枝15克，威灵仙15克，百部10克，防风10克。

【用法】每日1剂，水煎分2次服。

【功效】化痰散瘀利湿。

【主治】慢性痛风性关节炎（湿瘀阻滞经络关节型）。

【来源】《王孟庸经验集》

～・ 痛风方3 ・～

【组成】土茯苓60克，威灵仙30克，虎杖30克，生薏苡仁30克，萆薢20克，泽兰20克，泽泻20克，桃仁12克，苍术12克，山慈菇12克，甘草4克。

【用法】每日1剂，水煎分2次服。

【功效】泄化浊瘀，蠲痹通络。

【主治】慢性痛风性关节炎（浊瘀阻滞型）。

【来源】《朱良春用药经验集（增订本）》

·痛风方4·

【组成】桑枝30克，桑寄生30克，狗脊15克，淫羊藿15克，羌活10克，独活10克，薏苡仁30克，土茯苓15克，泽泻12克，桂枝10克，白茅根30克。

【用法】每日1剂，水煎分2次服。

【功效】补益肝肾。

【主治】慢性痛风性关节炎（肝肾亏虚型）。

【来源】《中医治验·偏方秘方大全》

·桂枝附子汤加减方·

【组成】桂枝12克，制附子（先煎）12克，麻黄10克，苍术20克，细辛6克，白芥子20克，胆南星6克，土茯苓30克，姜黄12克，豨莶草30克。

【用法】每日1剂，水煎分早、晚2次服。

【功效】温化痰湿，祛瘀通络。

【主治】慢性痛风性关节炎（痰湿瘀阻型）。

【来源】中国医药导报，2007，4（17）

·六味地黄丸·

【组成】山药15克，山茱萸15克，熟地黄15克，茯苓20克，牡丹皮10克，泽泻10克。

【用法】每日1剂，水煎分2次服。

【功效】补益肝肾。

【主治】慢性痛风性关节炎（肝肾阴虚型）。

【来源】《现代中医诊疗手册系列之风湿病手册》

导痰汤

【组成】法半夏15克，厚朴15克，制南星10克，橘红6克，茯苓30克，白术20克，浙贝母20克，泽泻20克。

【用法】每日1剂，分早、晚2次温服。

【功效】涤痰泻浊。

【主治】慢性痛风性关节炎（痰浊阻滞型）。

【来源】《现代中医诊疗手册系列之风湿病手册》

刘正才自拟方

【组成】黄柏15克，苍术15克，苡仁30克，萆薢15克，地肤子15克，松节15克，秦艽15克，赤芍12克，丹皮12克，川牛膝10克，紫草10克，甘草6克。

【用法】每日1剂，分早、晚2次温服。

【功效】清利湿热，活血排毒。

【主治】慢性痛风性关节炎急性发作（湿热下注、瘀阻关节型）。

【来源】《18位名老中医经验秘传》

桃红四物汤

【组成】桃仁10克，红花6克，当归尾12克，川芎10克，熟地黄20克，白芍15克。

【用法】每日1剂，水煎分2次服。

【功效】活血化瘀，通络止痛。

【主治】慢性痛风性关节炎（瘀血阻滞型）。

【来源】《现代中医诊疗手册系列之风湿病手册》

·知柏地黄汤·

【组成】熟地黄30克，山药30克，茯苓30克，赤芍15克，泽泻15克，牡丹皮15克，山茱萸20克，黄柏20克，知母12克。

【用法】每日1剂，水煎分2次服。

【功效】清热养血，补益肝肾。

【主治】慢性痛风性关节炎（肝肾阴虚夹湿热型）。

【来源】《现代中医诊疗手册系列之风湿病手册》

·房定亚痛风方加减·

【组成】葛根30克，土茯苓30克，威灵仙20克，萆薢20克，金钱草30克，海金沙（包煎）12克，生黄芪30克，滑石（包煎）10克，山慈菇10克，豨莶草30克，生大黄（后下）8克，石韦20克。

【用法】每日1剂，水煎分2次服。

【功效】清泄湿毒，通痹止痛。

【主治】慢性痛风性关节炎（湿毒蕴结、脾肾两虚型）。

【来源】《房定亚治疗风湿病传真》

·风湿五号方加减·

【组成】青藤根30克，闹羊花根15克，云实根30克，雷公藤根15克，桂枝10克，防己15克，桑寄生20克，威灵仙15克，淫羊藿15克，白花蛇舌草20克，七叶一枝花15克，红豆杉15克，木瓜15克，元胡20克。

【用法】每日1剂，水煎分2次服。

【功效】清热通痹，祛风化湿，活血化瘀。

【主治】慢性痛风性关节炎（风湿痹阻夹热夹瘀型）。

【来源】《传世名方——医治风湿病的大医之法》

段富津经验方

【组成】苍术15克，黄柏15克，赤芍15克，粉防己15克，生薏苡仁30克，姜黄15克，威灵仙15克，海桐皮15克，地龙15克，川牛膝15克，胆南星10克。

【用法】每日1剂，水煎分2次服。

【功效】化痰祛瘀，清热利湿。

【主治】慢性痛风性关节炎（痰瘀痹阻型）。

【来源】《传世名方——医治风湿病的大医之法》

金实经验方

【组成】生地30克，当归10克，丹皮10克，黄柏10克，威灵仙20克，蜈蚣3条，泽兰10克，泽泻30克，萆薢10克，炒苍术10克，通草6克，生石膏（先煎）30克，生甘草5克。

【用法】每日1剂，水煎分2次服。

【功效】活血化瘀，利湿泄浊。

【主治】慢性痛风性关节炎（痰瘀痹阻型）。

【来源】《传世名方——医治风湿病的大医之法》

～·　曹克光经验方　·～

【组成】土茯苓15克，萆薢15克，丹参15克，党参10克，白术15克，茯苓15克，淫羊藿6克，墨旱莲10克，炙甘草10克。

【用法】每日1剂，水煎分2次服。

【功效】补脾益肾。

【主治】慢性痛风性关节炎（脾肾两虚型）。

【来源】《传世名方——医治风湿病的大医之法》

～·　娄多峰经验方　·～

【组成】土茯苓30克，薏苡仁30克，萆薢30克，防己30克，秦皮20克，海桐皮30克，丹参30克，白花蛇舌草30克，川牛膝30克，木瓜18克，香附20克，甘草9克。

【用法】每日1剂，水煎分2次服。

【功效】清热祛湿通络，消肿止痛。

【主治】慢性痛风性关节炎（湿热阻络型）。

【来源】《治痹心法》

～·　姜德友经验方　·～

【组成】生地黄15克，熟地黄15克，砂仁10克，牡丹皮15克，女贞子20克，山药15克，泽泻15克，山萸肉20克，茯苓20克，萆薢20克，怀牛膝15克，车前子（包煎）20克。

【用法】每日1剂，水煎分2次服。

【功效】滋养肝肾，清热利湿。

【主治】慢性痛风性关节炎（肝肾亏虚型）。

【来源】上海中医药杂志，2010，44（2）

··· 桃红四物汤加减 ···

【组成】桃仁9克，红花12克，生地黄18克，赤芍15克，当归24克，夏枯草24克，穿山甲12克，皂角刺12克，王不留行15克，蜂房6克，漏芦30克。

【用法】每日1剂，水煎分2次服。

【功效】活血化瘀，软坚散结。

【主治】慢性痛风性关节炎（瘀血阻滞型）。

【来源】《病证结合治疗风湿病——宋绍亮40年临证心得》

·· 尹亚君经验方 ··

【组成】熟地黄30克，山药15克，茯苓15克，泽泻15克，海风藤15克，络石藤15克，山茱萸12克，牡丹皮12克，牛膝12克，钩藤20克，雷公藤9克，威灵仙20克。

【用法】每日1剂，水煎分早、晚2次服。

【功效】补益肝肾，祛湿通络。

【主治】慢性痛风性关节炎（肝肾亏虚型）。

【来源】云南中医学院学报，2004，27（2）

·· 加味桂枝附子汤 ··

【组成】颗粒剂：桂枝2包（12克），制附子1包（6克），麻黄1包（5克），苍术1包（10克），细辛1包（3克），白芥子1包（10克），胆南星1包（3克），土茯苓1包（15克），姜黄1包（6克），豨莶草1包（10克），炙甘草1包（3克），大枣1包（10克）。

【用法】水冲服，日1剂，2周为1个疗程。

【功效】温化痰湿，祛瘀通络，补益脾肾。

【主治】慢性痛风性关节炎（风寒湿痹、痰瘀痹阻、肝肾亏虚型）。

【来源】加味桂枝附子汤治疗慢性痛风性关节炎的临床及实验研究，广州中医药大学（硕士学位论文），2009

·祝谌予四藤一仙汤·

【组成】海风藤20克，络石藤15克，鸡血藤30克，钩藤10克，威灵仙10克，生黄芪3克，桂枝10克，白芍10克，生姜3片，大枣15枚。

【用法】每日1剂，水煎分2次服。

【功效】祛寒除湿，散风通络。

【主治】慢性痛风性关节炎（气血阻滞型）。

【来源】《中华痹病大全》

·痛风茶·

【组成】当归，苍术，土茯苓，泽泻，黄柏，桂枝，党参，白术，秦艽，川牛膝，葛根，川草薢，升麻，甘草。

【用法】每日3次，每次1袋，每袋10克。

【功效】健脾除湿，通络止痛。

【主治】慢性痛风性关节炎（痰湿阻络型）。

【来源】交通医学，2020，34（1）

·奚九一经验方·

【组成】生黄芪20克，苍术、白术各12克，生薏苡仁、金钱草、丹参、玉米须各30克，熟地、红花、半夏各10克，积雪草、草薢各15克。

【用法】每日1剂，水煎分2次服。

【功效】健脾护肾，化瘀降浊。

【主治】慢性痛风性关节炎（痰湿瘀交阻、脾肾两虚型）。

【来源】《风湿病中医经验集成》

ᨀᨁ· 清络饮加味 ·ᨁᨀ

【组成】苦参9克，青风藤15克，知母15克，黄柏9克，草豆蔻15克，苍术15克，威灵仙15克，秦艽15克，鸡血藤15克，活血藤15克，络石藤20克，海桐皮12克，虎杖15克。

【用法】每日1剂，水煎分2次服。

【功效】泄热利湿，通络止痛。

【主治】慢性痛风性关节炎（体虚郁热型）。

【来源】《国医大师验案良方》

ᨀᨁ· 桃红饮合二陈汤加味 ·ᨁᨀ

【组成】桃仁15克，红花10克，当归12克，川芎10克，半夏10克，陈皮10克，土茯苓30克，威灵仙15克，制山甲10克，白芥子15克，地龙15克，制南星10克，赤芍15克，苏木15克，牛膝15克，萆薢15克。

【用法】每日1剂，水煎分2次服。

【功效】活血化瘀，涤痰通络。

【主治】慢性痛风性关节炎（痰瘀痹阻型）。

【来源】《现代中医诊疗手册系列之风湿病手册》

ᨀᨁ· 痛风散 ·ᨁᨀ

【组成】金钱草、海藻、生薏苡仁各30克，土茯苓、防己各20克，地龙、泽兰、苍术、白术各15克，知母、黄柏、穿山甲、川牛膝、木瓜各10克。

【用法】每日1剂，水煎分2次服。

【功效】清热利湿通脉。

【主治】慢性痛风性关节炎（湿热型）。

【来源】《现代中医诊疗手册系列之风湿病手册》

～· 痛风饮 ·～

【组成】虎杖、灯笼草、掉毛草、九空子、苍术、牛膝各15克，土茯苓、萆薢各20克，薏苡仁30克，甘草6克。

【用法】上药浸泡30分钟，后加水至300毫升，先煎30分钟后取汁150毫升，再加水300毫升，煎沸30分钟后取汁150毫升，两次煎煮药液混合，分2次饭后3小时温服，每日1剂。10天为1个疗程。

【功效】清热除湿，通络止痛。

【主治】慢性痛风性关节炎（湿热型）。

【来源】《现代中医诊疗手册系列之风湿病手册》

～· 圣愈汤加减 ·～

【组成】黄芪30克，党参15克，熟地黄12克，当归10克，山药15克，白术10克，川芎10克，白芍12克。

【用法】每日1剂，水煎分2次服。

【功效】行气养血。

【主治】慢性痛风性关节炎（气血两虚型）。

【来源】《络病理论与痹证治疗》

～· 独活寄生汤加减 ·～

【组成】独活15克，桑寄生15克，杜仲15克，牛膝15克，秦芄15克，茯苓15克，白芍15克，熟地黄15克，细辛5克，桂枝10克，防风10克，川芎10克，人参10克，当归10克，甘草6克。

【用法】每日1剂，水煎分2次服。

【功效】补益肝肾，祛风散寒除湿。

【主治】慢性痛风性关节炎（肝肾亏虚型）。

【来源】《治痹心法》

痛风性关节炎偏方

【组成】山茱萸15克，女贞子15克，菟丝子15克，石膏（先煎）30克。

【用法】每日1剂，水煎分早、晚2次服。

【功效】补益脾肾。

【主治】慢性痛风性关节炎（脾肾两虚型）。

【来源】《中医偏方全书》

桃红饮加减

【组成】当归、川芎、桃仁、红花、赤芍、威灵仙各10~15克，制半夏、制天南星、山慈菇各20克，全蝎6~10克，蜈蚣2条，甘草6克。

【用法】每日1剂，水煎分2次服。

【功效】化痰祛瘀，通络止痛。

【主治】慢性痛风性关节炎（痰瘀阻痹型）。

【来源】《关节炎治疗良方》

李氏痛风Ⅱ号方

【组成】制附子（先煎）10克，红参（另煎）10克，制川乌（先煎）10克，鹿角霜（先煎）10克，当归15克，白术15克，茯苓20克，桂枝12克，细辛（先煎）3克。

【用法】每日1剂，水煎分2次服。

【功效】温阳散寒，利湿通络。

【主治】慢性痛风性关节炎（肾阳虚型）。

【来源】河北中医，2004，26（5）

·加减身痛逐瘀汤·

【组成】桃仁10克，红花10克，秦艽10克，川芎10克，五灵脂（包煎）10克，羌活10克，香附10克，地龙10克，牛膝15克，当归15克，制没药6克，甘草5克。

【用法】每日1剂，水煎分2次服。

【功效】调畅气血，活血通络。

【主治】慢性痛风性关节炎（痰瘀阻痹型）。

【来源】湖南中医杂志，2003，19（4）

·加味五苓汤·

【组成】猪苓15克，泽泻15克，白术15克，茯苓15克，丹参15克，杜仲15克，枸杞子15克，薏苡仁20克，桂枝10克，牛膝10克，川芎10克，当归10克，厚朴10克，牡丹皮10克，延胡索10克，伸筋草10克，蜈蚣2条，全蝎9克，红花6克，甘草6克。

【用法】每日1剂，水煎分2次服。

【功效】活血止痛，利水渗湿，补益肝肾。

【主治】慢性痛风性关节炎（肝肾亏虚型）。

【来源】云南中医中药杂志，2004，25（4）

⌘· 祝氏湿瘀痰消汤 ·⌘

【组成】金雀根15克，虎杖15克，珍珠草10克，豨莶草10克，天南星8克，臭梧桐根18克，黄精（生用）20克，制何首乌10克，杜仲10克，党参10克。

【用法】每日1剂，水煎分2次服。

【功效】活血化瘀，逐瘀通络。

【主治】慢性痛风性关节炎（痰瘀痹阻型）。

【来源】中国民间疗法，2007，15（10）

⌘· 泄浊豁痰散瘀汤 ·⌘

【组成】黄柏10克，天南星10克，白芥子10克，露蜂房10克，苍术12克，薏苡仁30克，虎杖30克，忍冬藤20克，萆薢20克，土茯苓15克，川牛膝15克，甲珠粉（吞服）5克，三七粉（吞服）5克，黄芪30克，杜仲20克，枸杞子20克。

【用法】每日1剂，水煎分3次服。煎煮的药渣可用于外敷患侧关节处。

【功效】豁痰开窍，消肿散结。

【主治】慢性痛风性关节炎（痰瘀痹阻型）。

【来源】实用中医药杂志，2005，21（3）

⌘· 健脾祛瘀汤 ·⌘

【组成】黄芪30克，白术20克，丹参20克，陈皮15克，半夏15克，山楂15克，土茯苓15克，车前子（包煎）15克，滑石（包煎）15克，萆薢15克，桃仁15克，红花15克，大黄（后下）5克，川芎10克。

【用法】水煎服，每日1剂，或研细末，每次10克。

【功效】健脾益肾，祛瘀通络。

【主治】慢性痛风性关节炎（脾肾两虚型）。

【来源】中医药学报，2001，29（6）

∾· 软坚消结汤 ·∾

【组成】海藻30克，昆布30克，牛膝20克，浙贝母15克，赤芍15克，当归15克，泽泻15克，茯苓15克，黄柏10克，黄芩10克，苍术10克，知母10克，丹参10克。

【用法】每日1剂，水煎分2次温服。

【功效】软坚散结，清热化痰。

【主治】慢性痛风性关节炎（痰湿阻滞型）。

【来源】贵阳中医学院学报，2002，24（4）

∾· 益肾痛风蠲痹汤 ·∾

【组成】黄芪15克，当归15克，苍术15克，黄柏15克，乌梢蛇15克，鹿角霜（先煎）15克，薏苡仁20克，萆薢20克，防己20克，土茯苓25克，鸡血藤25克，忍冬藤25克，红花10克，全蝎10克，地龙10克，土鳖虫10克，白芥子10克，牛膝10克，生甘草10克。

【用法】每日1剂，水煎分2次服。药渣可熏洗患处。

【功效】补益肾气，行气活血，祛风通络。

【主治】慢性痛风性关节炎（肾虚夹湿型）。

【来源】河北中医，2002，24（1）

∾· 加味痛风汤 ·∾

【组成】杜仲20克，枸杞子20克，党参20克，生黄芪20克，车前子（包煎）30克，知母10克，桃仁10克，红花10克，地龙10克，黄柏10克，土茯苓15克，苍术15克，草薢15克，牛膝15克。

【用法】每日1剂，水煎分2次服。

【功效】补益肾气，化瘀泄浊，活血通络，清热利湿。

【主治】慢性痛风性关节炎（脾肾两虚夹湿热型）。

【来源】湖南中医药导报，2000，6（3）

神妙加减汤

【组成】生黄芪24克，鸡血藤24克，桑寄生30克，生薏苡仁30克，熟附子（先煎）9克，党参9克，茯苓9克，泽泻9克，苍术9克，黄柏9克，地龙9克，三七9克，秦艽12克，防己12克，牛膝12克，当归12克，全蝎5克。

【用法】每日1剂，水煎分早、晚2次温服。

【功效】补肾温阳，健脾化湿，通络之通。

【主治】慢性痛风性关节炎（脾肾阳虚夹湿型）。

【来源】中国民间疗法，1999，26（5）

加味泄浊消痛饮

【组成】草薢30克，桑寄生15克，熟地黄15克，肉苁蓉15克，续断15克，土茯苓15克，泽泻10克，防风10克，防己10克，薏苡仁25克，木通6克。

【用法】每日1剂，水煎分2次服。

【功效】温补肾阳，泄浊化湿。

【主治】慢性痛风性关节炎（肾阳虚衰夹湿型）。

【来源】福建中医药，2000，31（4）

·益肾化浊方·

【组成】黄芪15克，山药15克，生地黄15克，白术12克，枸杞子12克，防己12克，生薏苡仁30克，土茯苓30克，车前子（包煎）30克，瞿麦30克，山茱萸10克，牛膝10克，莪术15克，鸡血藤30克，当归10克。

【用法】每日1剂，水煎分2次服。

【功效】调脾益肾，化湿泄浊。

【主治】慢性痛风性关节炎（脾肾两虚夹湿型）。

【来源】实用中医药杂志，2001，17（5）

·加味化浊汤基础方·

【组成】薏苡仁20克，土茯苓15克，女贞子10克，麦冬10克，粉草薢10克，车前子（包煎）10克，川续断10克，生地黄10克，杜仲10克，木瓜10克，怀牛膝6克，五加皮6克，防风3克，羌活5克。

【用法】每日1剂，水煎分2次服。

【功效】滋阴补肾，清热燥湿，升清降浊。

【主治】慢性痛风性关节炎（肾虚脾弱型）。

【来源】江苏中医药，2004，25（12）

·菟杞痛风合剂·

【组成】菟丝子15克，枸杞子15克，茯苓15克，白术15克，苍术15克，黄柏15克，泽泻15克，猪苓15克，杜仲12克，独活12克，牛膝12克，桑寄生12克，山慈菇9克，秦艽9克，川芎9克，当归9克。

【用法】每日1剂，水煎分2次服。

【功效】补肝肾，祛风湿，利水湿。

【主治】慢性痛风性关节炎（肝肾亏虚型）。

【来源】《关节炎治疗良方》

～·· 四妙寄生汤 ··～

【组成】桑寄生15克，枸杞子15克，杜仲15克，生地黄15克，川牛膝15克，苍术15克，黄柏15克，独活15克，秦艽12克，防风12克，当归12克，赤芍12克，白芍12克，茯苓12克，川芎9克，薏苡仁30克，忍冬藤15克，赤小豆15克。

【用法】每日1剂，水煎分2次服。

【功效】滋阴补肾，消肿止痛。

【主治】慢性痛风性关节炎（肾阴虚型）。

【来源】中医研究，2007，20（1）

～·· 独活寄生加减方 ··～

【组成】独活15克，桑寄生15克，牛膝15克，杜仲15克，秦艽15克，茯苓15克，川芎15克，人参（另煎）15克，白芍15克，生地黄12克，山茱萸12克，当归12克，桂枝6克，防风6克，细辛（先煎）3克，甘草3克。

【用法】每日1剂，水煎分2次服。

【功效】补益肝肾，祛风除湿，化瘀通络。

【主治】慢性痛风性关节炎（肝肾阴虚型）。

【来源】福建中医药，2000，31（1）

～·· 滕氏关节炎方 ··～

【组成】生地黄15克，麦冬15克，赤芍15克，牛膝15克，白芷15克，枸杞子15克，玄参15克，黄芪25克，薏苡仁25克，桑寄生25克，白芍20克，连翘20克，金银花20克，黄柏20克。

【用法】每日1剂，水煎分2次服。

【功效】益气养阴，补益肝肾，清热除湿，化瘀通络。

【主治】慢性痛风性关节炎（肝肾阴虚型）。

【来源】《中国现代名医验方荟海》

·痹通汤·

【组成】青风藤30克，穿山龙50克，忍冬藤30克，炮山甲（研冲）4克，制南星30克，泽兰30克，泽泻30克，凤凰衣8克，莪术8克，生白芍30克，骨碎补30克，补骨脂30克，炒元胡30克，怀牛膝15克，土茯苓30克。

【用法】每日1剂，水煎分2次服。

【功效】逐瘀泄热，蠲痹止痛。

【主治】慢性痛风性关节炎（浊瘀痹型）。

【来源】《朱良春治痹薪传实录》

·路志正经验方1·

【组成】竹节参12克，炒杏仁10克，炒薏苡仁30克，半夏12克，土茯苓30克，炒苍术12克，防风10克，草薢15克，桔梗10克，晚蚕沙（包煎）18克，金钱草20克，益母草15克，紫珠草18克，川牛膝12克，山慈菇10克，穿破石15克。

【用法】每日1剂，水煎分2次服。

【功效】健脾祛湿，清热活血。

【主治】慢性痛风性关节炎（脾虚湿阻型）。

【来源】《路志正医案医话》

⌇ 路志正经验方2 ⌇

【组成】金雀根20克，炒苍术12克，炒白术12克，生薏苡仁20克，炒薏苡仁20克，防风12克，防己15克，秦艽12克，威灵仙12克，山甲珠10克，皂角刺10克，青风藤15克，胆星10克，金钱草20克，土茯苓20克，郁金12克，三七片10克，白芍12克，醋香附10克，鸡血藤30克。

【用法】每日1剂，水煎分早、晚2次温服。

【功效】益气健脾祛湿，疏风活血通络。

【主治】慢性痛风性关节炎（风寒湿痹阻脉络型）。

【来源】《路志正医案医话》

⌇ 路志正经验方3 ⌇

【组成】藿香梗10克，紫苏梗10克，茵陈15克，黄芩10克，桃仁9克，杏仁9克，厚朴10克，清半夏9克，生薏苡仁30克，炒薏苡仁30克，青风藤12克，大腹皮10克，槟榔10克，虎杖12克，车前子（包煎）18克，金钱草15克，山慈菇8克，败酱草15克，六一散（包煎）20克，炒枳实15克，酒大黄3克。

【用法】每日1剂，水煎分2次服。

【功效】健脾祛湿，清热泄浊。

【主治】慢性痛风性关节炎（湿浊瘀阻型）。

【来源】《国医大师路志正临证精要》

⌇ 刘仁庆经验方1 ⌇

【组成】桃仁10克，红花10克，当归10克，川芎10克，威灵仙10克，穿山甲10克，白芥子10克，胆南星10克，全蝎10克，蜈蚣10克，鹿角胶10克，细辛10克，黄柏10克，苍术10克，薏苡仁10

克，防己10克，葛根30克，萆薢20克，土茯苓30克，红藤30克。

【用法】每日1剂，水煎分2次服。

【功效】化痰祛瘀，温经散结。

【主治】慢性痛风性关节炎（痰瘀痼结型）。

【来源】《刘仁庆临床文案集》

·刘仁庆加减方2·

【组成】熟地黄20克，山萸肉20克，山药20克，菟丝子15克，枸杞子10克，杜仲10克，附子（先煎）10克，肉桂10克，黄芪10克，党参20克，白术10克，甘草10克。

【用法】每日1剂，水煎分早、晚2次温服。

【功效】温补脾肾。

【主治】慢性痛风性关节炎（脾肾阳虚型）。

【来源】《刘仁庆临床文案集》

·米子良自拟痛风方1·

【组成】苍术10克，黄柏12克，牛膝12克，地龙12克，秦艽10克，没药10克，土茯苓12克，威灵仙10克，忍冬藤15克，山慈菇10克，甘草10克。

【用法】每日1剂，水煎分2次服。

【功效】清利湿热，化痰散结，活血通络。

【主治】慢性痛风性关节炎（痰瘀阻络型）。

【来源】《米子良教授临证经验集要》

·米子良自拟痛风方2·

【组成】牛膝10克，地龙10克，秦艽12克，炙甘草10克，当归10克，苍术10克，没药10克，威灵仙15克，土茯苓15克，黄柏10克，车前子（包煎）20克，木瓜10克，薏苡仁20克，泽泻10克，白芍15克，山慈菇10克。

【用法】每日1剂，水煎分2次服。

【功效】清热利湿，祛风通络。

【主治】慢性痛风性关节炎（风湿郁热型）。

【来源】《米子良教授临证经验集要》

·冯志荣经验方·

【组成】黄芪30克，太子参30克，杜仲30克，狗脊15克，防己15克，黄柏15克，苍术15克，草薢20克，牛膝20克，海桐皮20克，姜黄20克，薏苡仁20克，五加皮50克，乳香10克，没药10克，全虫10克，蜈蚣2条，白芥子15克。

【用法】每日1剂，水煎分2次服。

【功效】健脾益肾，利湿通络。

【主治】慢性痛风性关节炎（脾肾两虚型）。

【来源】《川派中医药名家系列丛书——冯志荣》

·金匮肾气丸合独活寄生汤加减·

【组成】熟地黄15克，山茱萸10克，制附片（先煎）6克，巴戟天10克，桂枝10克，独活10克，桑寄生15克，白芍药15克，牛膝10克，威灵仙20克，黄精15克，桑枝30克。

【用法】每日1剂，水煎分早、晚2次温服。

【功效】温补肝肾，养阴通络宣痹。

【主治】慢性痛风性关节炎（肝肾阴虚型）。

【来源】《医话药考》

·张镜人痛风方·

【组成】炒当归9克，赤芍9克，白芍9克，菝葜15克，炒桑枝15克，独活9克，鬼箭羽9克，炒牛膝9克，陈胆星5克，生熟米仁各9克，虎杖9克，清炙草3克，香谷芽12克，千年健12克。

【用法】每日1剂，水煎分2次服。

【功效】和营通络，化痰除湿，兼清瘀热。

【主治】慢性痛风性关节炎（痰湿瘀热交阻络脉型）。

【来源】《国医大师张镜人》

·彭培初经验方·

【组成】桂枝9克，赤芍12克，白芍12克，知母15克，垂盆草15克，青风藤15克，海风藤15克，络石藤15克，黄芩9克，黄连9克，黄柏9克，制大黄30克，炮姜5克，附子（先煎）6克，浙贝母9克，乌贼骨12克，煅瓦楞（先煎）15克。

【用法】每日1剂，水煎分早、晚2次温服。

【功效】温肾健脾，通络利湿。

【主治】慢性痛风性关节炎（脾肾两虚型）。

【来源】《彭培初医案精选》

·培本祛痹方·

【组成】黄芪30克，威灵仙10克，补骨脂20克，鹿衔草30克，薏苡仁25克，桂枝10克，骨碎补20克，甘草5克，土茯苓30克，枣仁10克，地鳖虫10克，草薢10克，淫羊藿10克，全蝎10克。

【用法】每日1剂，水煎分2次服。

【功效】扶正固本，培本祛痹。

【主治】慢性痛风性关节炎（脾肾两虚型）。

【来源】《夜裘集——中医验案选》

～• 四妙散加减 •～

【组成】苍术10克，黄柏6克，薏苡仁10克，牛膝10克，防风10克，秦艽10克，威灵仙10克，地龙5克，当归10克，银柴胡10克。

【用法】每日1剂，水煎分早、晚2次服。

【功效】凉血活血，消肿止痛。

【主治】慢性痛风性关节炎（湿热阻络型）。

【来源】《刘安定医案精华》

～• 痛风方加茶饮方 •～

【组成】①痛风方：太子参15克，炒苍术12克，炒薏苡仁20克，炒杏仁10克，厚朴花12克，姜半夏10克，土茯苓20克，砂仁（后下）6克，萆薢15克，防风12克，防己12克，山慈菇10克，青风藤15克，首乌藤15克，益母草15克，虎杖15克，牡丹皮10克。②茶饮方：太子参10克，炒薏苡仁30克，赤小豆30克，厚朴花12克，玫瑰花20克，玉米须40克。

【用法】①痛风方：每日1剂，水煎分2次服。②茶饮方：以水煮后，日饮数次。

【功效】健脾扶正祛湿。

【主治】慢性痛风性关节炎（脾虚湿阻型）。

【来源】《国医大师路志正临证精要》

❧ · 健脾化湿方加味 · ❧

【**组成**】白术15克，茯苓15克，苍术12克，生薏苡仁30克，黄柏10克，滑石（包煎）15克，姜半夏10克，当归10克，威灵仙15克，川牛膝15克，通草10克。

【**用法**】每日1剂，水煎分2次服。

【**功效**】利湿化浊，通络止痛。

【**主治**】慢性痛风性关节炎（湿浊痹阻型）。

【**来源**】《名中医吉海旺中医风湿病诊治辑要》

❧ · 何天有经验方 · ❧

【**组成**】黄柏15克，牛膝15克，苍术15克，生薏苡仁30克，鸡血藤15克，忍冬藤15克，海风藤15克，青风藤15克，防己10克，萆薢10克，秦艽20克，威灵仙20克，山药20克，白术12克，茯苓12克，陈皮10克，熟地黄10克，何首乌10克，女贞子10克，山茱萸10克，补骨脂10克，骨碎补10克。

【**用法**】每日1剂，水煎分2次服。

【**功效**】调补脾肾。

【**主治**】慢性痛风性关节炎（脾肾两虚型）。

【**来源**】《何天有验方验案集》

❧ · 化浊汤 · ❧

【**组成**】土茯苓50克，萆薢20克，车前草30克，防己20克，薏苡仁30克，苍术15克，地龙30克，红花15克，桃仁15克，生甘草15克。

【**用法**】每日1剂，水煎分早、晚2次温服。

【**功效**】化湿泄浊活血。

【主治】慢性痛风性关节炎（脾肾两虚型）。

【来源】《国医大师张琪》

～· 木防己汤合四妙勇安汤、三妙丸加减 ·～

【组成】防己20克，太子参10克，炒白术10克，炒白芍15克，川桂枝5克，金银花15克，玄参10克，当归10克，黄柏10克，川牛膝10克，薏苡仁15克，宣木瓜10克，土茯苓12克，泽泻15克，车前子（包煎）15克，车前草15克，生石膏（先煎）20克。

【用法】每日1剂，水煎分2次服。

【功效】益气化湿，清解邪毒兼化瘀。

【主治】慢性痛风性关节炎（气虚湿困型）。

【来源】《孟河医派传人：单兆伟医疗经验集》

～· 平胃散合济生肾气丸加减 ·～

【组成】苍术10克，厚朴10克，陈皮6克，熟地10克，山萸肉10克，怀山药10克，丹皮6克，泽泻6克，茯苓6克，熟附片（先煎）6克，桂枝6克，车前子（包煎）10克，牛膝10克，甘草3克。

【用法】上药冷水浸泡15~20分钟，文火煎沸10分钟左右，取汁450毫升，分2次服，每日1剂，2周为1个疗程。

【功效】补肾健脾，祛湿泄浊。

【主治】慢性痛风性关节炎（脾肾两虚、湿浊阻滞型）。

【来源】四川中医，2007，25（9）

～· 张渊崧经验方 ·～

【组成】黄芪30克，炒白术12克，山慈菇15克，木馒头20

克，黑丝草 20 克，丝瓜络 15 克，蚤休 20 克，石见穿 15 克，炙穿山甲 15 克，红藤 30 克，汉防己 30 克，土茯苓 30 克。

【用法】每日 1 剂，水煎分 2 次服。

【功效】益气健脾，清热解毒。

【主治】慢性痛风性关节炎（脾虚湿瘀、寒湿内蕴型）。

【来源】《张渊崧医案医话集》

～·李延经验方·～

【组成】黄柏 15 克，苍术 15 克，清半夏 15 克，桃仁 20 克，羌活 20 克，神曲 15 克，金银花 20 克，连翘 20 克，土鳖虫 15 克，川芎 15 克，全蝎 15 克，川乌（先煎）15 克。

【用法】每日 1 剂，水煎分早、晚 2 次服。

【功效】清热利湿，活血通络。

【主治】慢性痛风性关节炎（湿热瘀血内结型）。

【来源】《李延临床医案选》

～·补阳还五汤合四妙丸加减·～

【组成】黄芪 40 克，当归 15 克，桃仁 12 克，红花 12 克，赤芍 20 克，地龙 12 克，川芎 15 克，苍术、白术各 15 克，黄柏 10 克，川牛膝 18 克，薏苡仁 40 克，土茯苓 40 克，草薢 20 克，山慈菇 15 克，炙甘草 6 克。

【用法】每日 1 剂，水煎分早、晚 2 次温服。

【功效】益气活血，化浊清热，通络止痛。

【主治】慢性痛风性关节炎（气虚血瘀、湿浊化热、痹阻经络型）。

【来源】《全国名老中医韦绪性辨治疼痛病精要》

·关节炎方·

【组成】黄柏20克，麦冬15克，生地15克，甘草10克，赤芍15克，龙胆草15克，白芷15克，金银花20克，连翘20克，白芍20克，黄芪25克，元参15克。

【用法】每日1剂，水煎分2次服。

【功效】益气养阴，活血散结。

【主治】慢性痛风性关节炎（气虚血瘀型）。

【来源】《中华痹病大全》

·苍术赤虎汤·

【组成】苍术9克，野赤豆15克，虎杖15克，独活9克，桑寄生12克，紫丹参12克，臭梧桐12克，汉防己12克，黄柏9克，晚蚕沙（包煎）12克，冰球子12克，土茯苓30克，丝瓜络6克，生甘草4.5克。

【用法】每日1剂，水煎服。

【功效】活血通络散结。

【主治】慢性痛风性关节炎（瘀血阻络型）。

【来源】《中华痹病大全》

·青冬汤·

【组成】大青根90克，忍冬藤30克，丹参30克，赤芍10克，川芎10克，地龙10克，牛膝15克，桂枝5克。

【用法】每日1剂，水煎分2次服。

【功效】清热除湿，活血通络。

【主治】慢性痛风性关节炎（湿热瘀阻型）。

【来源】辽宁中医杂志，1998，25（5）

·槟蚕方·

【组成】槟榔15克，苍术15克，山茱萸15克，僵蚕10克，黄柏10克，桃仁10克，红花10克，鸡血藤30克，薏苡仁30克，黄芪30克，蜈蚣（研末冲服）1条，赤芍20克。

【用法】每日1剂，水煎分2次服。

【功效】祛湿化痰，健脾益气，滋补肝肾，扶正祛邪。

【主治】慢性痛风性关节炎（脾肾两虚型）。

【来源】福建中医药，2000，31（6）

·大柴胡汤加减·

【组成】大黄（后下）10克，柴胡10克，黄芩10克，枳实10克，赤芍10克，苍术10克，牛膝10克，黄柏10克，山慈菇20克，姜半夏6克，甘草6克，忍冬藤20克，大枣3枚。

【用法】每日1剂，水煎分2次服。

【功效】解热祛风，除湿通络。

【主治】慢性痛风性关节炎（湿热阻络型）。

【来源】中国现代应用药学杂志，2002，19（2）

·丹溪痛风方加减·

【组成】苍术15克，黄柏15克，防己15克，威灵仙15克，天南星15克，泽泻15克，车前子（包煎）15克，川芎10克，桃仁10克，红花10克，羌活10克，桂枝10克，土茯苓25克，萆薢20克。

【用法】每日1剂，水煎分2次服。

【功效】清泄浊毒，利湿化瘀。

【主治】慢性痛风性关节炎（浊毒瘀阻型）。

【来源】陕西中医，2004，25（12）

ᲫᲜᲐ· 桂枝附子汤加减 ·ᲜᲐᲜ

【组成】桂枝12克，制附子（先煎）12克，麻黄10克，苍术20克，细辛6克，白芥子20克，胆南星6克，土茯苓30克，姜黄12克，豨莶草30克。

【用法】每日1剂，水煎分2次服。

【功效】温经止痛，化瘀泄浊。

【主治】慢性痛风性关节炎（寒湿型）。

【来源】中国医药导报，2007，4（17）

ᲫᲜᲐ· 海仙胶囊 ·ᲜᲐᲜ

【组成】海风藤30克，海桐皮25克，威灵仙30克，穿山龙25克，徐长卿25克，老鹳草18克，伸筋草18克，秦艽18克，木瓜15克，薏苡仁15克，蚕沙12克，车前子15克，山药18克，狗脊15克，杜仲15克，续断15克，怀牛膝12克，甘草9克。

【用法】每0.4克生药装成1粒胶囊，每次口服5粒，每日3次。

【功效】祛风除湿，通络止痛，健脾补肾，强筋壮骨。

【主治】慢性痛风性关节炎（脾肾两虚、风湿痹阻型）。

【来源】河北中医，2005，27（12）

ᲫᲜᲐ· 健脾除湿汤 ·ᲜᲐᲜ

【组成】苍术10克，白术10克，薏苡仁10克，茯苓10克，陈皮10克，防己10克，五加皮10克，防风10克，羌活10克，独活10克，大枣10克，生姜10克，甘草10克。

【用法】每日1剂，水煎分2次服。

【功效】健脾利湿，祛风止痛。

【主治】慢性痛风性关节炎（脾虚湿困型）。

【来源】福建中医药，2001，32（1）

ᴥ· 健脾祛瘀汤 ·ᴥ

【组成】黄芪30克，白术20克，丹参20克，陈皮15克，半夏15克，山楂15克，土茯苓15克，车前子（包煎）15克，滑石（包煎）15克，萆薢15克，桃仁15克，红花15克，地龙15克，大黄5克，川芎10克。

【用法】每日1剂，水煎分2次服。

【功效】健脾益肾，祛瘀通络。

【主治】慢性痛风性关节炎（脾肾两虚型）。

【来源】中医药学报，2001，29（6）

ᴥ· 杨振国经验方 ·ᴥ

（术柏痛风汤）

【组成】苍术20克，黄柏20克，金银花15克，连翘15克，薏苡仁30克，土茯苓15克，防己15克，防风20克，青风藤15克，威灵仙15克，葛花10克，高良姜10克，枇杷叶15克，白扁豆10克，木瓜15克，桃仁15克，红花15克，赤芍15克，川芎15克，当归20克，陈皮15克，伸筋草20克，牛膝15克，独活10克。

【用法】每日1剂，水煎分早、晚2次服。

【功效】清热燥湿，解毒化湿，活血通络，宣痹止痛。

【主治】慢性痛风性关节炎（湿热毒邪明显夹瘀血型）。

【来源】《痛风与高尿酸血症中医特效疗法》

ᴥ· 黄春林治疗痛风经验方 ·ᴥ

【组成】党参30克，黄芪45克，枸杞子15克，何首乌20克，大黄25克，丹参20克，秦皮15克，车前子（包煎）20克，土茯苓20克，淫羊藿20克，苍术12克，薏苡仁45克，豨莶草15克，芫花1.5克。

【用法】每日1剂，水煎分早、晚2次服。

【功效】健脾益气，利湿降浊。

【主治】慢性痛风性关节炎（脾肾气虚、湿浊瘀阻型）。

【来源】《痛风与高尿酸血症中医特效疗法》

路志正茶饮方

【组成】金雀根30克，生薏苡仁30克，浙贝母12克，枇杷叶12克，生麦芽30克，谷芽30克，炒神曲12克，青风藤15克，玉米须30克。

【用法】水煎代茶饮，频服。

【功效】健脾祛湿。

【主治】慢性痛风性关节炎（脾虚湿阻型）。

【来源】《路志正医案医话》

参苓白术散合金匮肾气丸加减方

【组成】党参12克，白术15克，茯苓15克，怀山药15克，白扁豆12克，薏苡仁15克，莲子肉9克，熟地10克，山萸肉10克，丹皮6克，泽泻6克，熟附子（先煎）6~9克，桂枝6克，甘草3克。

【用法】每日1剂，水煎分2次服，1个月为1个疗程。

【功效】健脾补肾，祛湿泄浊。

【主治】慢性痛风性关节炎（肝肾不足型）。

【来源】江西中医药，2009，40（321）

❦ 痹通汤 ❦

【组成】炙地鳖虫10克，炙蜂房10克，广地龙10克，当归10克，威灵仙30克，鸡血藤30克，甘草6克。

【用法】每日1剂，水煎分2次服。

【功效】泄浊化瘀，蠲痹通络。

【主治】慢性痛风性关节炎（浊瘀内蕴型）。

【来源】《朱良春用药经验集（增订本）》

❦ 茵陈五苓散 ❦

【组成】茵陈五两三钱，白术三钱，茯苓三钱，猪苓三钱，桂心二钱，泽泻一两。

【用法】每日1剂，水煎分2次服。

【功效】清热利湿。

【主治】慢性痛风性关节炎（湿热蕴结型）。

【来源】《金匮要略》

❦ 曹克光治疗痛风方 ❦

【组成】土茯苓60克，粉草薢60克，山慈菇10克，鸡血藤20克，百合10克，生地黄15克，山茱萸15克，乳香10克，没药10克，丹参30克，当归10克，茵陈20克，竹茹15克，延胡索20克，白术20克，车前草15克，川芎20克，益智仁20克，虎杖20克。

【用法】每日1剂，水煎分早、晚2次服。

【功效】健脾益肾，活血通络。

【主治】慢性痛风性关节炎（脾肾两虚、湿浊不化型）。

【来源】《痛风与高尿酸血症中医特效疗法》

❧· 化瘀涤痰汤 ·❧

【组成】土茯苓15克，法半夏12克，桃仁15克，红花15克，丹参20克，川芎10克，白僵蚕10克，牛蒡子10克，陈皮10克，白芍10克，当归15克，黄芪15克，炙甘草15克。

【用法】每日1剂，水煎分2次服。

【功效】活血化瘀，化痰散结。

【主治】慢性痛风性关节炎（痰瘀痹阻型）。

【来源】化瘀涤痰汤治疗痛风性关节炎慢性期（痰瘀痹阻型）的临床研究，长春中医药大学（硕士学位论文），2016

❧· 杨宗善治疗痛风方 ·❧

【组成】黄柏、苍术、当归、白芍、川牛膝各12克，生地黄、薏苡仁、桑枝各30克，防己、秦艽、黄精、独活各15克，甘草6克。

【用法】每日1剂，水煎分早、晚2次服。

【功效】清热利湿，健脾益气。

【主治】慢性痛风性关节炎（素体脾虚、湿热盛型）。

【来源】《痛风与高尿酸血症中医特效疗法》

❧· 开痹化湿汤 ·❧

【组成】乌梢蛇10克，寒水石10克，知母10克，土鳖虫10克，红花10克，桂枝18克，制川乌15克，赤芍15克，茯苓15克，威灵仙15克，生薏苡仁30克。

【用法】每日1剂，水煎分2次服。

【功效】温阳开痹，清热利湿，活血止痛。

【主治】痛风性关节炎（湿热瘀阻型）。

【来源】浙江中医杂志，2002，（7）

ᴥ · 张天经验方 · ᴥ

【组成】太子参15克，丹皮5克，炒白术10克，茯苓10克，生地10克，熟地10克，怀山药10克，泽泻10克，当归10克，海藻10克，海带10克，贝母10克，车前子（包煎）30克，生牡蛎（先煎）30克，生龙骨（先煎）15克。

【用法】每日1剂，水煎分2次服。

【功效】补益脾肾，软坚化瘀。

【主治】慢性痛风性关节炎（脾肾两虚型）。

【来源】《痛风病中医诊疗经验集》

ᴥ · 痛风定痛汤 · ᴥ

【组成】金钱草30克，车前子（包煎）10克，泽泻12克，防己12克，生地15克，知母10克，地龙10克，黄连5克，蜈蚣3条。

【用法】每日1剂，水煎分2次服。

【功效】清热解毒，化湿通络。

【主治】慢性痛风性关节炎（湿热型）。

【来源】南京中医学院学报，1994，10（6）

ᴥ · 吕承全经验方 · ᴥ

【组成】生石膏100克，金银花30克，生地30克，炒杜仲30克，鸡血藤30克，知母15克，川牛膝15克，黄柏10克，栀子10克，黄连10克，炒山甲10克，红花10克，甘草10克。

【用法】每日1剂，水煎分2次服。

【功效】清热利湿，化瘀通络。

【主治】慢性痛风性关节炎（湿热瘀阻型）。

【来源】河南中医药学刊，1994，9（2）

ᲐᲜᲐᲜ · 张永杰经验方 · ᲐᲜᲐᲜ

【组成】黄芪15克，白术15克，车前子（包煎）15克，土茯苓20克，防己10克，薏苡仁20克，泽泻20克，蚕沙（包煎）15克，萆薢15克，木瓜12克。

【用法】每日1剂，水煎分2次服。

【功效】健脾和胃，渗湿泄浊。

【主治】慢性痛风性关节炎（脾虚湿阻型）。

【来源】中国中医基础医学杂志，2008，14（4）

ᲐᲜᲐᲜ · 附子汤加减 · ᲐᲜᲐᲜ

【组成】党参12克，白术10克，茯苓15克，黄芪10克，制附子（先煎）9克，肉桂3克，菟丝子15克，泽泻10克，车前子（包煎）15克，巴戟天10克。

【用法】每日1剂，水煎分2次服。

【功效】健脾温肾。

【主治】慢性痛风性关节炎（脾肾阳虚型）。

【来源】《痛风中西医特色疗法》

ᲐᲜᲐᲜ · 圣愈汤加减 · ᲐᲜᲐᲜ

【组成】黄芪30克，党参15克，熟地黄12克，当归10克，山药15克，白术10克，白芍12克。

【用法】每日1剂，水煎分2次服。

【功效】行气养血。

【主治】慢性痛风性关节炎（气血两虚型）。

【来源】《痛风中西医特色疗法》

宋贵杰自拟补肾定痛汤

【组成】巴戟天12克，淫羊藿12克，生地黄12克，熟地黄12克，肉苁蓉15克，炒杜仲12克，白术10克，薏苡仁20克，山药20克，桃仁10克，红花10克，丹参15克，赤芍10克，川牛膝10克，鸡血藤12克，海风藤10克。

【用法】每日1剂，水煎分2次服。

【功效】补脾益肾，化瘀通络。

【主治】慢性痛风性关节炎（脾肾两虚型）。

【来源】《痛风中西医特色疗法》

郑平东经验方

【组成】党参15克，淫羊藿15克，川黄连5克，王不留行15克，白芥子15克，生山楂15克，萆薢10克，泽兰15克，紫苏15克，威灵仙15克，六月雪30克，甘草5克，车前子（包煎）15克，玉米须15克，桃仁10克，川芎10克，杜仲15克，虎杖15克。

【用法】每日1剂，水煎分2次服。

【功效】培补脾肾，化瘀降浊。

【主治】慢性痛风性关节炎（脾肾两虚、痰瘀互结型）。

【来源】《痛风中西医特色疗法》

商宪敏经验方1

【组成】萆薢30克，防风10克，汉防己10克，威灵仙12克，秦艽15克，车前子（包煎）30克，川牛膝10克，秦皮12克，木瓜15克，细辛3克。

【用法】每日1剂，水煎分2次服。

【功效】化湿散寒，活血通痹。

【主治】慢性痛风性关节炎（风寒湿痹型）。

【来源】《痛风中西医特色疗法》

❧· 商宪敏经验方2 ·❧

【组成】车前子（包煎）30克，萆薢30克，山慈菇10克，白芥子10克，穿山龙15克，秦艽15克，威灵仙12克，夏枯草15克，生蒲黄（包煎）12克，川牛膝10克，白芍10克，木瓜30克。

【用法】每日1剂，水煎分2次服。

【功效】化痰除湿，活血通痹（痰湿阻滞型）。

【主治】慢性痛风性关节炎。

【来源】《痛风中西医特色疗法》

❧· 汪履秋自拟加减痛风方 ·❧

【组成】生麻黄10克，川桂枝10克，制苍术10克，熟附子（先煎）10克，防风10克，防己10克，威灵仙10克，制天南星10克，桃仁10克，红花10克，鸡血藤15克，炙全蝎3克，露蜂房15克，雷公藤15克。

【用法】每日1剂，水煎分2次服。

【功效】祛风，宣湿，化痰，消瘀。

【主治】慢性痛风性关节炎（风湿顽痹型）。

【来源】《痛风中西医特色疗法》

❧· 益气痛风汤 ·❧

【组成】党参30克，薏苡仁30克，黄柏10克，苍术10克，独活10克，当归12克，泽泻10克，茯苓15克，桂枝10克，威灵仙12克。

【用法】每日1剂，水煎分2次服。

【功效】益气健脾。

【主治】慢性痛风性关节炎（气虚脾弱型）。

【来源】《痛风中西医特色疗法》

·消痛饮·

【组成】当归15克，牛膝12克，防风10克，防己12克，泽泻10克，钩藤12克，忍冬藤15克，赤芍12克，木瓜30克，老桑枝30克，甘草6克。

【用法】每日1剂，水煎分2次服。

【功效】活血通络。

【主治】慢性痛风性关节炎（瘀血阻络型）。

【来源】《痛风中西医特色疗法》

·血府逐瘀汤·

【组成】当归三钱，生地黄三钱，桃仁四钱，红花三钱，枳壳二钱，赤芍二钱，柴胡一钱，甘草二钱，桔梗一钱半，川芎一钱半，牛膝三钱。

【用法】每日1剂，水煎分2次服。

【功效】活血祛瘀，行气止痛。

【主治】慢性痛风性关节炎（痰瘀痹阻型）。

【来源】《医林改错》

·独活寄生汤·

【组成】独活三钱，桑寄生、杜仲、牛膝、细辛、秦艽、茯苓、肉桂、防风、川芎、人参、甘草、当归、芍药、干地黄各二钱。

【用法】每日1剂，水煎分2次服。

【功效】补益气血，调补肝肾，祛风胜湿，通络止痛。

【主治】慢性痛风性关节炎（气血不足、肝肾亏虚型）。

【来源】《太平惠民和剂局方》

·圣愈汤·

【组成】熟地黄七钱五分，白芍七钱五分，川芎七钱五分，人参（一般用潞党参）七钱五分，当归五钱，黄芪五钱。

【用法】每日1剂，水煎分2次服。

【功效】行气养血。

【主治】慢性痛风性关节炎（气血两虚型）。

【来源】《脉因证治》

·当归芍药散加减·

【组成】忍冬藤、石膏、薏苡仁各30克，白术、茯苓、泽泻、威灵仙、牛膝各15克，独活、当归、白芍、川芎、苍术、延胡索各12克，黄柏、知母各10克。

【用法】每日1剂，水煎分2次服。

【功效】清热通络，祛风除湿，调补肝脾。

【主治】慢性痛风性关节炎（湿热瘀阻型）。

【来源】《痛风防治实效方》

·萆薢胜湿汤·

【组成】川萆薢30克，薏苡仁15克，黄柏15克，牡丹皮10克，茯苓10克，泽泻10克，滑石（包煎）15克，通草6克。

【用法】每日1剂，水煎分2次服。

【功效】清热利湿，凉血泄浊。

【主治】慢性痛风性关节炎（湿热蕴结、瘀热阻滞、痰浊阻滞型）。

【来源】《痛风防治实效方》

五味消毒饮

【组成】金银花15克，野菊花、威灵仙各10克，蒲公英8克，紫花地丁、天葵子各6克，车前子（包煎）12克。

【用法】每日1剂，水煎分2次服。

【功效】清热解毒，祛风除湿，消肿止痛。

【主治】慢性痛风性关节炎（湿毒热蕴型）。

【来源】《痛风防治实效方》

四妙散合独活寄生汤加减

【组成】独活12克，桑寄生15克，秦艽10克，防风10克，细辛3克，当归12克，川芎12克，牡丹皮10克，桃仁12克，红花10克，薏苡仁30克，全蝎6克，蜈蚣6克，乌梢蛇20克。

【用法】每日1剂，水煎服。

【功效】活血化瘀，补益肝肾。

【主治】痛风性关节炎。

【来源】《痛风防治170问》

八珍丸

（中成药）

【组成】乳香、没药、代赭石、穿山甲、川乌、草乌、全蝎等。

【用法】醋糊丸，桐籽大，每次11丸，每日3次，温水送服。

【功效】活血通络，祛风止痛。

【主治】痛风性关节炎（痰瘀阻络型）。

【来源】《痛风防治必读》

·四妙散·

（中成药）

【组成】威灵仙、羊角灰、白芥子、苍耳子。

【用法】每次3克，每日3次，姜汁送服。

【功效】化痰通络，理气止痛。

【主治】痛风性关节炎（痰瘀阻络型）。

【来源】《痛风防治必读》

·舒筋活血丸·

（中成药）

【组成】土鳖虫、桃仁、骨碎补、熟地、栀子、桂枝、乳香、当归、红花、怀牛膝、续断、赤芍、三七、马钱子等。

【用法】每次1丸，每日3次，温水送服。

【功效】活血化瘀，通络止痛。

【主治】痛风性关节炎（痰瘀阻络型）。

【来源】《痛风防治必读》

·金匮肾气丸·

（中成药）

【组成】熟附子、桂枝、熟地、山药、山茱萸、丹皮、茯苓、泽泻。

【用法】每次1丸，每日3次，淡盐水送服。

【功效】温补肾阳。

【**主治**】痛风性关节炎（肝肾不足偏阳虚型）。

【**来源**】《痛风防治必读》

～· 六味地黄丸 ·～

（中成药）

【**组成**】熟地、山药、山茱萸、丹皮、茯苓、泽泻。

【**用法**】每次1丸，每日3次，淡盐水送服。

【**功效**】滋阴补肾。

【**主治**】痛风性关节炎（肝肾不足偏阴虚型）。

【**来源**】《痛风防治必读》

～· 经验方1 ·～

【**组成**】牡丹藤1500克，牛膝30克，钻地风60克，五加皮250克。

【**用法**】上药加红糖250克、红枣250克、白酒5千克放入瓷缸中，密封1个月后待用。每日服3次，每次30毫升。痛风缓解期患者可以长期服用。

【**功效**】活血祛风，通络止痛。

【**主治**】痛风性关节炎（伴腰膝酸软型）。

【**来源**】《痛风防治必读》

～· 经验方2 ·～

【**组成**】珍珠莲根（或藤）、钻地风根、毛竹根、牛膝各30~60克，丹参30~120克。

【**用法**】水煎服，兑黄酒，早、晚空腹服。

【**功效**】祛风活血，通络止痛。

【**主治**】慢性痛风。

【来源】《痛风防治必读》

◦ ∾ · 经验方3 · ∾ ◦

【组成】牛膝、女贞子、黄芪、炒白术、法半夏、苍术、萆薢、石菖蒲、白芥子、王不留行、丹参、海金沙（包煎）、山慈菇。

【用法】每日1剂，水煎分2次服。

【功效】健脾益肾，泄浊化瘀。

【主治】痛风性关节炎慢性期（浊瘀互结、阻闭经络型）。

【来源】北京中医药，2013，32（1）

第二节　外用方

一、外敷方

◦ ∾ · 敷贴方 · ∾ ◦

【组成】白芥子120克。

【用法】研为细末，用醋调成糊，敷于患处，用红外线照射30~40分钟，每日1~2次，30日为1个疗程。

【功效】祛风湿，温经通络，止痛。

【主治】慢性痛风性关节炎（风寒湿痹型）。

【来源】《痛风中西医特色疗法》

◦ ∾ · 朱良春自拟外搽方 · ∾ ◦

【组成】生川乌、透骨草各300克，当归、赤芍、丹参各200克，细辛、干姜、红花各100克。

【用法】用50%酒精8000毫升浸泡1周，过滤去渣，加入樟脑

1%、薄荷脑0.5%、甘油2%，混合外搽。每日3~4次。

【功效】活血通络。

【主治】痛风性关节炎。

【来源】《中华痹病大全》

·外敷方·

【组成】苍术60克，生川乌30克，生草乌30克，川牛膝20克，川芎20克。

【用法】以上诸药，共研细末，用酒调至糊状，稍微加温后敷于患处。每日换药1次，7次为1个疗程。

【功效】清热活血通络。

【主治】慢性痛风性关节炎。

【来源】《治痹心法》

·加味丁桂海浮散·

【组成】丁香50克，肉桂50克，甘松50克，红花25克，山柰25克，乳香30克，没药30克。

【用法】以上诸药烘干，研细末，过80目筛。先在患处中心点敷以海浮散0.5克，再在其上敷加味丁桂散，之后将双层医用胶布盖上，使四周皮肤与膏药紧密粘连。

【功效】活血化瘀，消肿止痛。

【主治】慢性痛风性关节炎（瘀血阻滞型）。

【来源】中医外治杂志，2002，11（5）

·草乌炮姜膏·

【组成】草乌30克，炮姜30克，天南星10克，赤芍10克，肉桂5克。

【用法】以上诸药，共研细末，用凡士林调成糊状，凝结成膏，敷贴患处，每日更换1次。

【功效】化瘀祛痰，通络止痛。

【主治】慢性痛风性关节炎（痰瘀痹阻型）。

【来源】《关节炎千家妙方》

止痛消肿热熨散

【组成】制马钱子10克，细辛50克，乳香150克，白芥子120克，露蜂房100克，川芎100克。

【用法】上药研为细末，取100克分装于药袋中，将药袋放入蒸锅中加热20分钟，取出降温后，热敷所患关节处。

【功效】活血化瘀，消肿止痛。

【主治】慢性痛风性关节炎（浊瘀痹阻型）。

【来源】辽宁中医杂志，2005，32（2）

痛风膏

【组成】黄柏90克，生大黄60克，姜黄60克，白芷60克，天花粉60克，厚朴60克，陈皮60克，甘草30克，生半夏30克，生天南星30克，冰片20克。

【用法】以上诸药共研细末，熬成膏状，将膏药平铺于布上，视患处大小剪裁合适，温贴患处，并用绷带固定，隔日换药1次。期间禁酒、海鲜、动物内脏等。

【功效】化痰祛湿，清热解毒，消肿止痛。

【主治】慢性痛风性关节炎（痰湿瘀阻型）。

【来源】辽宁中医药杂志，2005，33（6）

∾· 消瘀散 ·∾

【组成】苏木100克，土鳖虫200克，蒲黄200克，三七200克，没药200克，大黄220克，刘寄奴250克，泽兰250克，当归250克，乳香220克，老鹳草300克，蒲公英500克，五灵脂650克。

【用法】上药烘干研细末，过80目筛，用蜂蜜和陈醋将药调成糊状，均匀敷在患处，以纱布覆盖，并用绷带固定，定时用陈醋浇灌患处的纱布上，以保持湿润，隔日治疗1次。

【功效】活血化瘀，泻热消肿，通经止痛。

【主治】慢性痛风性关节炎。

【来源】中医外治杂志，2000，9（3）

∾· 敷贴方1 ·∾

【组成】木炭灰500克，蚯蚓粉300克，红花20克。

【用法】将上药混匀上锅炒热，加醋拌炒，混合分装成2包。加醋轮流敷患处，每次60分钟，每天2次，30日为1个疗程。

【功效】温经祛风，活血止痛。

【主治】慢性痛风性关节炎。

【来源】《痛风中西医特色疗法》

∾· 敷贴方2 ·∾

【组成】生乌头25克，醋300毫升。

【用法】将生乌头捣碎成粉状，加醋调成糊状，入砂锅内熬至酱色即成，将醋药糊摊于布上，贴于病变关节，每日换药1次。每剂中药可用5~7天，30天为1个疗程。

【功效】祛风除湿，散寒止痛。

【主治】慢性痛风性关节炎（风寒湿痹型）。

【来源】《痛风中西医特色疗法》

·敷贴方3·

【组成】生川乌90克，生草乌90克，樟脑90克。

【用法】共研细末，每次取适量药末，加入食醋调糊状，均匀地敷于患处，药层厚0.5厘米，外用消毒纱布包裹，再用热水袋热敷30分钟，每日1~2次，30天为1个疗程。

【功效】祛风除湿，通经活络。

【主治】慢性痛风性关节炎（瘀阻经络型）。

【来源】《痛风中西医特色疗法》

·敷贴方4·

【组成】天南星1个，米醋适量。

【用法】将天南星去脐、皮，研细末，入米醋调成膏状。将药醋摊于纱布上，烘热贴患处，每次30~60分钟，每日2次，30日为1个疗程。

【功效】活血通络，祛风止痛。

【主治】慢性痛风性关节炎。

【来源】《痛风中西医特色疗法》

·敷贴方5·

【组成】威灵仙300克，米醋适量。

【用法】将威灵仙研末，用米醋调成糊状即可。将药摊于纱布上，外敷患部，干后加醋再调糊外敷，每次60分钟，每日2次，30天为1个疗程。

【功效】通络止痛。

【**主治**】慢性痛风性关节炎。

【**来源**】《痛风中西医特色疗法》

二、熏洗方

·熏洗方1·

【**组成**】紫苏叶、透骨草、伸筋草各500克，木通、海桐皮、桑寄生、白芥子各300克，威灵仙、生川乌各250克，独活、豨莶草、皂角刺各200克，牛膝300克，桂枝150克。

【**用法**】将药物加入水中煮沸，产生药物蒸气作用于人体，蒸疗温度维持在40~50℃，每次20~40分钟，每日1~2次，15~20次为1个疗程。

【**功效**】温通血脉，祛毒杀菌，止痒，消肿止痛。

【**主治**】慢性痛风性关节炎。

【**来源**】《痛风中西医特色疗法》

·熏洗方2·

【**组成**】干艾叶500克，透骨草、益母草各500克，麻黄、桂枝各300克，蛇床子200克，石菖蒲300克，通草500克，荆芥、威灵仙、莪术各200克，土牛膝300克，生马钱子100克。

【**用法**】将药物加入水中煮沸，产生药物蒸气作用于人体，蒸疗温度维持在40~50℃，每次20~40分钟，每日1~2次，15~20次为1个疗程。

【**功效**】温通血脉，祛毒杀菌，止痒，消肿止痛。

【**主治**】慢性痛风性关节炎。

【**来源**】《痛风中西医特色疗法》

❦· 熏洗方3 ·❦

【组成】青木香、石楠藤、鸡血藤、桑寄生各500克,爬山虎、透骨草、石菖蒲各250克,生草乌100克,大茴香、防风、独活、木瓜、豨莶草、海风藤各200克。

【用法】将药物加入水中煮沸,产生药物蒸气作用于人体,蒸疗温度维持在40~50℃,每次20~40分钟,每日1~2次,15~20次为1个疗程。

【功效】温通血脉,祛毒杀菌,止痒,消肿止痛。

【主治】慢性痛风性关节炎。

【来源】《痛风中西医特色疗法》

❦· 熏洗痛风方 ·❦

【组成】樟木屑。

【用法】用樟木屑一斗,以急流水一担,煮沸。樟木屑置于大桶中,桶边放一个圆凳,用前沸汤泡之,桶内放一个矮凳,令人坐桶边,放一只脚进去,外面用厚棉被围之,勿令汤气入眼,恐伤眼睛。

【功效】温经止痛。

【主治】痛风性关节炎。

【来源】《中华痹病大全》

三、穴位贴敷方

❦· 温阳通络胶贴 ·❦

【组成】桂枝,附子,麻黄,苍术,细辛。

【用法】使用温阳通络胶贴,每日换药1次。

【功效】温化痰湿，化瘀通络。

【主治】慢性痛风性关节炎（风寒湿痹、痰瘀痹阻型）。

【来源】新中医，2008，40（12）

·风火软膏·

【组成】防风、大葱、白芷、川乌各60克。

【用法】上药共捣为膏状，调热黄酒敷于冷痛处。两三日后，用大红椒、艾叶煎汤熏洗后再敷药，包好。

【功效】散寒通经，活络止痛。

【主治】慢性痛风性关节炎。

【来源】《中华痹病大全》

·头葛软膏·

【组成】川乌头（生去皮脐）150克，野葛、莽草各500克。

【用法】上药切成细末，用药拌匀，经3日后，用猪脂2500克，与前药放入锅中，以草火煎之，以乌头色焦黄为度，去渣。

【功效】温经散寒，通络止痛。

【主治】慢性痛风性关节炎（风寒湿型）。

【来源】《中华痹病大全》

第三节　内外合治方

·壮药痛风饮合痛风膏外敷·

【组成】①壮药痛风饮：藤黄连12克，山慈菇3克，透骨香15克，钻骨见21克，三角风15克，石韦9克。②痛风膏：以痛风饮方按比例粉碎成末，加凡士林调煮成膏，摊在纱布上外敷患处。

【用法】①壮药痛风饮：每日1剂，水煎分2次服，10天为1个疗程。②痛风膏：每日换药1次。

【功效】清热解毒，利湿通络，消肿止痛，利水通淋消石。

【主治】慢性痛风性关节炎。

【来源】中国民族医药杂志，2007，7（7）

·◁ 牡丹叶内服合外用方 ▷·

【组成】牡丹叶30克。

【用法】①内服：水煎2次取汁100毫升，分早、晚2次服用。②外用：药渣再次水煎服，取汁100毫升，待温熏洗湿敷病变关节30~40分钟，每日2~3次。

【功效】清热利湿，凉血化瘀。

【主治】慢性痛风性关节炎（湿热蕴结型）。

【来源】河北中医，2018，40（7）

·◁ 消痛护胃汤内服合外用方 ▷·

【组成】当归、赤芍、牡丹皮、防风、松节、苍术、枳壳各10克，川牛膝、萆薢、泽泻、党参各15克，忍冬藤30克，桂枝、甘草各5克。

【用法】①内服：诸药冷水浸泡30~60分钟，文火煎熬，每日1剂，每剂煎2次，分2次温服，每次取汁多于200毫升。②外用：诸药煎煮第3次后，温洗双足，直至症状消失后再继续治疗半个月以上以巩固疗效。

【功效】清热利湿，祛风活络。

【主治】慢性痛风性关节炎。

【来源】《现代中医诊疗手册系列之风湿病手册》

∽·　自拟消风汤加减　·∽

【组成】薏苡仁15克，延胡索10克，川芎10克，威灵仙10克，豨莶草15克，泽泻10克，两面针10克，续断10克，牛膝10克，甘草6克。

【用法】①内服：诸药加水400毫升，煎煮至300毫升，早、晚分服，每日1剂。②外用：煎煮完后，将剩下的药渣加水100毫升，煮沸20分钟，等晾温后浸泡患处，时间为30分钟，每日2次。以上2周为1个疗程。

【功效】行气化瘀，活血通脉，消肿止痛。

【主治】慢性痛风性关节炎（气血壅滞型）。

【来源】《当代中医专科专病治验精华——风湿免疫卷》

∽·　三仁汤、藿朴夏苓汤加减内服合外洗方　·∽

【组成】①三仁汤、藿朴夏苓汤加减内服方：苏叶（后下）10克，藿梗（后下）10克，荷梗（后下）10克，炒苍术15克，炒薏苡仁30克，炒杏仁10克，厚朴12克，土茯苓18克，泽泻12克，山慈菇10克，益母草10克，防风12克，防己12克，草薢15克，豨莶草15克，益智仁（后下）9克，砂仁（后下）6克。②外洗方：防风15克，防己15克，当归12克，制乳香6克，制没药6克，山甲珠10克，络石藤10克，地肤子20克，忍冬藤15克。

【用法】①三仁汤、藿朴夏苓汤加减内服方：水煎服，每日1剂，早、晚温服。②外洗方：每日1剂，水煎液，先熏洗患处，之后擦洗患处，每日2~3次，每次半小时。

【功效】健脾祛湿，疏风清热，助阳化气。

【主治】慢性痛风性关节炎。

【来源】《路志正医案医话》

·路志正经验方·

【组成】①内服方：藿梗（后下）10克，苏梗（后下）10克，桃仁9克，杏仁9克，厚朴10克，清半夏9克，生、炒薏苡仁各30克，青风藤12克，茵陈15克，黄芩10克，虎杖12克，大腹皮10克，槟榔10克，车前子（包煎）18克，金钱草15克，山慈菇8克，败酱草15克，六一散（包煎）20克，炒枳实15克，酒大黄3克。②外用方：马鞭草30克，苏木15克，生大黄10克，皂刺15克，制乳香10克，制没药10克，威灵仙15克，苍术15克，土茯苓30克。

【用法】①内服方：日1剂，水煎服。②外用方：每日1剂，水煎后，放至药液变温后熏洗患处，勿过热造成软组织烫伤。

【功效】健脾祛湿，清泄瘀浊。

【主治】慢性痛风性关节炎（湿浊瘀阻型）。

【来源】《路志正医案医话》

·导痰汤加减方·

【组成】法半夏15克，厚朴15克，制南星10克，橘红6克，茯苓30克，白术20克，浙贝母20克，泽泻20克，黄芪30克。

【用法】①内服：每日1剂，水煎分2次服。②外用：药渣煎水熏洗患处。

【功效】涤痰祛湿。

【主治】慢性痛风性关节炎（痰浊阻滞型）。

【来源】现代康复，2000，4（7）

·ᘿ· 六味地黄汤加减方 ·ᕈ·

【组成】山茱萸15克，丹皮15克，菟丝子15克，怀牛膝15克，茯苓30克，生地30克，怀山药30克，桑寄生30克，泽泻20克。

【用法】①内服：每日1剂，水煎分2次服。②外用：药渣煎水熏洗患处。

【功效】补肝肾，补气血，健脾养阴。

【主治】慢性痛风性关节炎（肝肾阴虚型）。

【来源】现代康复，2000，4（7）

·ᘿ· 身痛逐瘀汤加减方 ·ᕈ·

【组成】秦艽10克，川芎10克，红花10克，羌活10克，没药10克，当归10克，五灵脂（包煎）10克，香附10克，地龙10克，桃仁15克，牛膝15克，甘草6克。

【用法】①内服：每日1剂，水煎分2次服。②外用：药渣煎水熏洗患处。

【功效】活络祛瘀。

【主治】慢性痛风性关节炎（瘀血阻络型）。

【来源】现代康复，2000，4（7）

第四章 痛风性肾病

痛风性肾病又称尿酸性肾病，是由于体内嘌呤代谢紊乱、血尿酸升高，尿酸盐沉积于肾脏所引起的肾损害。其主要发病机制是当血浆及肾间质液中尿酸盐浓度增高时，尿酸盐在肾组织沉积，引起慢性间质性肾炎，导致肾小管萎缩变性，肾小球纤维化及硬化，出现小管性、小球性蛋白尿，最终发展至慢性肾衰竭。临床表现为尿浓缩功能下降，出现夜尿增多、轻度蛋白尿、血尿等，进一步可导致肾小球滤过功能下降，出现肾功能不全及高血压、水肿、贫血等。近年来，随着人们生活水平的提高，痛风的发病率不断增加，痛风性肾病的发病率也随之攀升。有研究证实，90%以上的痛风患者有肾损害，严重影响着人们的身心健康。

对于此病，西医学尚缺乏特异性的治疗方法，主要以控制饮食、降低血尿酸水平和碱化尿液为主。目前认为控制血尿酸是防治痛风性肾病最有效的措施，故治疗本病以抑制尿酸合成、促进尿酸排泄为主，常用药物为别嘌呤醇、丙磺舒等，但这些药物长期应用有损害肝、肾功能，抑制骨髓等毒副作用，停药后血尿酸极易反跳，又不能有效地改善肾功能，消除尿蛋白，也不能改变胶原代谢抗肾纤维化，对防治痛风性肾病的发生、发展均有极大的局限性。

中医学虽无"痛风性肾病"一名，但根据患者的临床表现和不同阶段的病情特点，可归属于不同的中医疾病，如：以关节痛为主要临床表现，归属于"痹证""历节"；以少尿、无尿、水肿为主要临床表现，归属于"癃闭""水肿"；以慢性肾功能衰竭为主要临床表现，归属于"虚劳""溺毒"等。

对于本病的认识，早在《素问·痹论》中即云："风、寒、湿三气杂至，合而为痹""食饮居处，为其病本"，指出本病的发生不仅与风、寒、湿三邪侵袭有关，亦与饮食不节、起居湿处密切相关。朱丹溪之《格致余论·痛风》篇曰："彼痛风者，大率因血受热已自沸腾，其后或冷水，或立湿地，或扇取凉，或卧当风。寒凉外抟，热血得寒，污浊凝涩，所以作痛。夜则痛甚，行于阴也。治法以辛热之剂。"详细论述了痛风发生的病因病机、临床表现及治疗大法，认为其主要病机是"污浊凝涩"滞于经络。李梴之《医学入门·痛风》曰："形怯瘦者，多内血虚有火；形肥勇者，多外因风湿生痰。"指出不同体质的患者，其发病原因有别。张景岳在《景岳全书》中亦指出："外是阴寒水湿，令湿邪袭人皮肉筋脉；内由平素肥甘过度，湿壅下焦，寒与湿邪相结郁而化热，停留肌肤……病变部位红肿潮热，久则骨蚀。"认为痛风的发生与外感内伤病因皆密切相关。

纵观临床，本病的发生，往往与先天禀赋不足、饮食不节、恣欲无度等因素密切相关。起病初期，由于先天禀赋不足，恣欲无度，或饮食不节、七情劳倦使脾、肝、肾等脏腑功能失调，导致湿热、痰浊内生，加之外邪侵袭，内外因相合，客于经络，流注关节，阻碍气血运行，故出现关节红肿热痛；而内生之湿热、痰浊作为邪实又可进一步损伤脏腑、经络、关节。久病入络，故病情日久，正气虚损，湿热、痰浊、瘀血及外邪等循经入络，导致肾络气机郁滞、血行不畅、津液凝聚，使病邪盘踞难祛。邪伏肾络日久，湿热内滞，痰瘀互结，或形成癥积，或化为浊毒，毒滞脉络，损伤五脏，闭塞三焦，扰乱气机而发为溺毒；气血生化乏源日盛，机体进一步衰败，终致肾元衰竭，而致虚劳。因此，本病的病机多为正虚邪实，临床治疗常标本兼顾，既补益肝脾肾治其本，又祛湿化痰、活血通络治其标。

第一节 内服方

·健脾补肾化湿解毒方·

【组成】黄芪、薏苡仁、党参各30克，桑寄生18克，虎杖15克，白术、山药、土茯苓、山茱萸、萆薢各10克，淫羊藿6克，甘草3克。

【用法】每日1剂，用水煎至300毫升，早、晚温服。

【功效】健脾补肾，化湿泄浊，清热解毒。

【主治】痛风性肾病（脾虚湿热型）。

【来源】新中医，2017，49（1）

·薏苡仁汤化裁方·

【组成】薏苡仁30克，苍术15克，川楝子10克，黄芩10克，土茯苓60克，绵萆薢30克，山慈菇10克，鬼箭羽20克，威灵仙30克，石菖蒲10克，茯苓10克，丹参30克，酒大黄9克，蒲公英15克，白花蛇舌草30克，络石藤15克，桑枝30克，醋延胡索10克，盐橘核10克。

【用法】每日1剂，水煎分2次服。

【功效】清热除湿，祛风通络活血。

【主治】痛风性肾病（三焦不畅、痰瘀互结型）。

【来源】天津中医药，2020，37（6）

·苓泽合剂·

【组成】土茯苓20克，泽泻20克，薏苡仁20克，忍冬藤20

克，络石藤20克，黄柏15克，苍术15克，知母15克，防己15克。

【用法】每日1剂，水煎取300毫升，早、中、晚各温服100毫升。

【功效】清热利湿，通络止痛。

【主治】痛风性肾病（湿热瘀阻型）。

【来源】苓泽合剂治疗湿热瘀阻型痛风性肾病的临床研究，辽宁中医药大学（硕士学位论文），2019

· 李培旭自拟方 ·

【组成】炒薏苡仁30克，车前草30克，桑枝30克，土茯苓30克，白花蛇舌草30克，忍冬藤30克，云茯苓20克，木瓜20克，络石藤20克，炒白术15克，炒苍术15克，赤芍15克，法半夏12克，陈皮10克，石菖蒲10克。

【用法】每日1剂，水煎分早、晚2次温服。

【功效】降逆止呕，燥湿化浊，清利湿热，宣痹通络。

【主治】痛风性肾病（湿热痹阻型）。

【来源】新中医，2019，51（10）

· 萆薢分清饮加减方 ·

【组成】萆薢30克，土茯苓60克，威灵仙15克，蚕沙30克，忍冬藤30克，桑寄生15克，生薏米60克，茯苓15克，炒白术15克，石韦10克，川牛膝15克，僵蚕10克，蝉蜕6克，芡实30克，枳实10克。

【用法】每日1剂，水煎分2次服。

【功效】泄浊解毒，清利湿热，通络止痛，健脾补肾。

【主治】痛风性肾病（浊瘀热毒型）。

【来源】中国中医药现代远程教育，2020，18（5）

～ 芍药甘草汤加减方 ～

【组成】白芍30克，炙甘草10克，黄芪20克，土茯苓20克，百合20克，山慈菇20克，薏苡仁20克，鸡血藤20克。

【用法】每日1剂，水煎分2次服。

【功效】缓急止痛，清热除湿。

【主治】急性痛风性肾病（湿热痹阻证）。

【来源】福建中医药，2019，50（6）

～ 黄芪二至丸化裁方 ～

【组成】黄芪20克，女贞子12克，旱莲草12克，茯苓12克，山慈菇20克，薏苡仁20克，百合20克。

【用法】每日1剂，水煎分2次服。

【功效】益气养阴，化湿祛浊。

【主治】慢性痛风性肾病（气阴两虚型）。

【来源】福建中医药，2019，50（6）

～ 大黄附子汤加减方 ～

【组成】生大黄（后下）3~9克，炮附子（先煎、久煎）9克，黄芪20克，白条参9克，山慈菇20克。

【用法】每日1剂，水煎分2次服。

【功效】益肾健脾，温阳泄浊。

【主治】慢性痛风性肾病（脾肾阳虚型）。

【来源】福建中医药，2019，50（6）

❧· 痛风汤 ·❧

【组成】土茯苓15克，绵革薢15克，威灵仙15克，泽兰12克，燀桃仁9克，红花6克，山慈菇9克，薏苡仁12克，泽泻9克，豨莶草10克，地龙6克。

【用法】每日1剂，水煎至200毫升，分2次温服，连服8周。

【功效】化痰行瘀，蠲痹通络。

【主治】痛风性肾病（痰瘀痹阻型）。

【来源】痛风汤对痰瘀痹阻型痛风性肾病的临床观察，福建中医药大学（硕士学位论文），2019

❧· 温肾通痹方 ·❧

【组成】炙淫羊藿20克，巴戟天15克，桂枝10克，威灵仙20克，黄芪20克，川芎10克，桃仁10克，红花10克，苍术20克，革薢15克，菟丝子15克，干姜10克，杜仲10克，牛膝10克。

【用法】配方颗粒，每日1剂，早、晚各服1次，温水化服。

【功效】温补脾肾，祛瘀化浊。

【主治】痛风性肾病（脾肾阳虚、浊瘀阻滞型）。

【来源】温肾通痹方联合苯溴马隆片治疗痛风性肾病（脾肾阳虚、浊瘀阻滞型）的临床观察，甘肃中医药大学（硕士学位论文），2019

❧· 益肾四妙汤加减方 ·❧

【组成】党参片30克，黄芪30克，薏苡仁20克，黄柏10克，苍术15克，牛膝12克，当归尾10克，赤芍12克，川芎10克，茜草12克，车前子（包煎）12克，甘草片6克。

【用法】每日1剂，水煎分早、晚2次服。

【功效】健脾补肾，利湿祛浊，活血化瘀。

【主治】痛风性肾病合并肾衰竭（脾肾气虚、湿浊瘀阻型）。

【来源】中国实验方剂学杂志，2019，25（17）

地黄萸苓汤

【组成】生地黄15克，山萸肉10克，茯苓10克，泽泻10克，丹参15克，益母草15克，桑寄生15克，秦艽20克。

【用法】每日1剂，水煎分早、晚2次服。

【功效】补肾养阴，活血通络。

【主治】痛风性肾病（气阴两虚型）。

【来源】《痛风防治实效方》

归芍地黄汤

【组成】当归15克，芍药12克，生地12克，山萸肉12克，山药15克，蚕沙（包煎）10克，桃仁10克，黄精15克，丹皮10克，茯苓15克，泽泻15克。

【用法】每日1剂，水煎分早、晚2次服。

【功效】滋养肝肾。

【主治】痛风性肾病（肝肾阴虚型）。

【来源】《当代名医临床秘诀》

保元汤

【组成】黄芪20克，人参10克，肉桂6克，甘草3克，茯苓15克，萆薢15克，桃仁10克。

【用法】每日1剂，水煎分早、晚2次服。

【功效】健脾固肾。

【主治】痛风性肾病（脾肾气虚型）。

【来源】《当代名医临床秘诀》

·益气滋肾活血清利方·

【组成】太子参15克，生黄芪30克，女贞子15克，旱莲草10克，焦山楂15克，丹参20克，苍术10克，黄柏10克，牛膝10克，土茯苓30克，蚕沙（包煎）9克。

【用法】每日1剂，水煎分早、晚2次服。

【功效】益气养阴。

【主治】痛风性肾病（气阴两虚型）。

【来源】《当代名医临床秘诀》

·桂附地黄汤·

【组成】肉桂6克，附子（先煎）10克，生地18克，熟地18克，山药20克，山萸肉15克，茯苓15克，丹参30克，丹皮10克，桃仁10克，龟甲胶15克，鹿角胶10克，仙茅15克，淫羊藿15克。

【用法】每日1剂，水煎分早、晚2次服。

【功效】阴阳并补。

【主治】痛风性肾病（阴阳两虚型）。

【来源】《当代名医临床秘诀》

·泄浊祛瘀方·

【组成】土茯苓30克，川芎30克，萆薢15克，当归15克，川牛膝30克。

【用法】每日1剂，水煎分早、晚2次服。

【功效】泄湿祛浊，活血化瘀。

【主治】痛风性肾病（湿浊瘀阻型）。

【来源】泄浊祛瘀方联合非布司他片治疗湿浊瘀阻型痛风肾临床研究，武汉大学（硕士学位论文），2019

·清热泄浊方·

【组成】金银花20克，蒲公英30克，土茯苓30克，大黄9克。

【用法】每日1剂，水煎分早、晚2次服。

【功效】清热解毒，祛湿化浊。

【主治】痛风性肾病（湿热内生、浊毒壅滞型）。

【来源】山东中医药大学学报，2018，42（1）

·加味二妙散·

【组成】苍术、汉防己、当归、绵萆薢、秦艽、知母各10克，黄柏、红花各8克，川牛膝、薏苡仁、炒龟甲各20克，甘草6克。

【用法】每日1剂，煎汤400毫升，早、晚各服200毫升。

【功效】清热利湿，通痹止痛。

【主治】痛风性肾病（湿热瘀滞型）。

【来源】中国中医急症，2018，27（11）

·复方痹宁汤·

【组成】红花10克，桃仁10克，苍术15克，川芎15克，天南星5克，防己15克，羌活15克，威灵仙15克，神曲15克，白芷15克，黄柏20克。

【用法】每日1剂，取处方全药材加适量纯净水浸泡30分钟，煎煮2次，合并浓缩至200毫升，分早、晚2次趁热口服。

【功效】活血化瘀，燥湿止痛。

【主治】痛风性肾病。

【来源】抗感染药学，2018，15（7）

∽·　益肾泄浊方1　·∾

【组成】黄芪30克，山萸肉15克，黄精20克，当归15克，莪术10克，虎杖15克，土茯苓30克。

【用法】每日1剂，水煎分2次服，每次150毫升。

【功效】健脾益肾，活血泄浊。

【主治】痛风性肾病肾间质纤维化。

【来源】中国中西医结合肾病杂志，2018，19（6）

∽·　益肾泄浊方2　·∾

【组成】黄芪45克，黄精20克，狗脊12克，当归12克，虎杖15克，莪术12克，土茯苓30克。

【用法】每日1剂，水煎分早、晚2次服。

【功效】健脾益肾，化湿泄浊，活血通络。

【主治】痛风性肾病（肾虚脾弱、湿浊瘀阻型）。

【来源】时珍国医国药，2016，27（7）

∽·　加味玉肾露　·∾

【组成】黄芪35克，白术15克，太子参20克，枸杞子20克，菟丝子15克，金樱子15克，山茱萸15克，苍术15克，黄柏10克，牛膝15克，薏苡仁20克，丹参10克，泽兰15克。

【用法】每日1剂，煎煮封袋，每次1袋，每日3次。

【功效】健脾益肾，活血通络，祛湿清热。

【主治】痛风性肾病（脾肾两虚、湿浊血瘀型）。

【来源】加味玉肾露配合非布司他片治疗痛风性肾病的临床观察，辽宁中医药大学（硕士学位论文），2018

加味四妙散

【组成】土茯苓15克，薏苡仁20克，浙贝15克，苍术15克，当归10克，黄芪15克，牛膝15克，车前子（包煎）15克，杜仲15克，金樱子30克。

【用法】每日1剂，水煎取汁250毫升，分早、晚2次服。

【功效】健脾益肾，清热利湿，固精止涩，缓急止痛。

【主治】痛风性肾病（脾肾两虚、湿热内蕴型）。

【来源】加味四妙散治疗痛风性肾病（脾肾两虚、湿热内蕴证）临床研究，广州中医药大学（硕士学位论文），2018

清热泄浊方

【组成】金银花20克，蒲公英30克，土茯苓30克，大黄9克。

【用法】每日1剂，水煎分2次服，每次200毫升。

【功效】清热解毒，祛湿化浊。

【主治】痛风性肾病（湿热浊毒型）。

【来源】山东中医药大学学报，2018，42（1）

益肾健脾、化瘀利湿方

【组成】党参10克，炙黄芪30克，生地黄10克，茯苓15克，怀山药30克，山茱萸10克，泽兰10克，枸骨30克，六月雪30克，鬼箭羽15克，红花10克，桃仁10克，川芎10克，土茯苓30克，蒲公英15克，大黄10克，威灵仙15克，秦艽15克，红景天6克。

【用法】每日1剂，煎汁300毫升，早、晚温服。

【功效】益肾健脾，化瘀利湿。

【主治】痛风性肾病（脾肾气阴两虚、湿浊瘀阻型）。

【来源】中国民族民间医药，2017，26（23）

·温肾健脾祛风通络方·

【组成】淡附子（先煎）、炒神曲各15克，桂枝、威灵仙、羌活、汉防己、白芷、制南星、红花、桃仁各10克，生黄芪50克，菟丝子、炒米仁各30克。

【用法】将上药煎煮浓缩至400毫升，分早、晚2次温服，每日1剂。4周为1个疗程，连服2个疗程。

【功效】温肾健脾，祛风通络。

【主治】痛风性肾病。

【来源】浙江中医杂志，2016，51（1）

·三五独活寄生汤·

【组成】苍术10克，茯苓10克，黄柏10克，川牛膝15克，泽泻10克，肉桂3克，独活10克，桑寄生15克，杜仲15克，威灵仙15克，土茯苓30克，忍冬藤30克，鸡血藤30克，制大黄10克。

【用法】每日1剂，水煎分早、晚2次服，连服半年。

【功效】健脾益肾，祛湿化瘀。

【主治】痛风性肾病（脾肾亏虚、痰湿瘀阻型）。

【来源】中国中西医结合肾病杂志，2016，17（9）

·地黄汤·

【组成】生地黄30克，山萸肉、怀山药各15克，丹皮10克，怀牛膝、泽泻各15克，土茯苓、玉米须各30克，秦艽15克，金钱草30克，海桐皮10克，豨莶草15克。

【用法】每日1剂，水煎分3次服，每次100~300毫升。

【功效】补肾固本，利湿排浊。

【主治】痛风性肾病（脾肾两亏、湿热瘀阻型）。

【来源】实用中医内科杂志，2015，29（10）

· 自拟扶正解毒汤 ·

【组成】甘草5克，丹参30克，淫羊藿30克，砂仁15克，炒续断20克，炒苍术20克，土茯苓30克，黄芪30克，山药20克，太子参20克，干姜10克，制附子（先煎）10克，大黄10克。

【用法】每日1剂，水煎分早、晚2次口服。

【功效】健脾补肾，利湿泄浊。

【主治】痛风性肾病（脾肾虚衰、湿毒内滞型）。

【来源】云南中医学院学报，2012，35（6）

· 金匮肾气丸加减方 ·

【组成】炮附子（先煎）6克，山茱萸15克，丹皮15克，茯苓20克，砂仁12克，川芎15克，熟地黄15克，肉桂10克，炒山药20克，黄芪30克，党参20克，知母12克。

【用法】每日1剂，水煎分早、晚2次口服。

【功效】益气养阴，化水行气。

【主治】痛风性肾病（气阴两虚、水湿内停型）。

【来源】中国医药指南，2013，11（31）

· 四妙勇安汤合四物汤加减方 ·

【组成】炒苍术30克，牛膝10克，当归15克，赤芍15克，萹蓄10克，滑石（包煎）15克，甘草5克，黄柏15克，川芎15克，生地15克，萆薢30克，车前子（包煎）15克，白茅根20克。

【用法】每日1剂，水煎分早、晚2次口服。

【功效】清热通利，除湿通络。

【主治】痛风性肾病（湿热痹阻、瘀血内停型）。

【来源】云南中医学院学报，2012，35（6）

重用千斤拔合方

【组成】千斤拔30克，生黄芪20克，党参片15克，炒白术15克，茯苓15克，山药15克，白扁豆15克，山萸肉15克，淫羊藿15克，薏苡仁20克，土茯苓20克，绵萆薢20克。

【用法】每日1剂，水煎取汁400毫升，分早、晚2次温服。

【功效】健脾益肾，祛湿泄浊。

【主治】痛风性肾病（脾肾气虚型）。

【来源】中国中医药科技，2015，22（4）

新五仁润肠加味汤

【组成】牛蒡子9~15克，葶苈子10克，栀子9~12克，瓜蒌仁9~15克，芒硝（冲服）6~12克，桃仁9克，枳实9~12克，党参15~25克，肉苁蓉18克，甘草6克。

【用法】每日1剂，水煎取汁500毫升，早、晚各服250毫升，病情严重者可每日加1剂煎成180毫升，分3次保留灌肠。

【功效】宣降润下。

【主治】痛风性肾病（脾肾虚亏兼瘀血或痰湿浊型）。

【来源】辽宁中医杂志，2015，42（7）

❧· 柳豆叶合方 ·❧

【组成】柳豆叶20克，萆薢20克，清半夏10克，土茯苓15克，滑石20克，制首乌15克，生大黄（后下）10克，车前草20克，陈皮9克，金钱草20克，王不留行20克，炙甘草3克。

【用法】每日1剂，水煎取汁500毫升，分早、晚2次温服。

【功效】补益脾肾，利湿泄浊，通络蠲痹。

【主治】痛风性肾病（脾肾亏虚、湿浊痰瘀痹阻型）。

【来源】中国中医药科技，2015，22（3）

❧· 健脾补肾泄浊方 ·❧

【组成】黄芪30克，党参30克，炒白术10克，山药10克，茯苓10克，山萸肉10克，淫羊藿6克，桑寄生18克，薏苡仁30克，土茯苓30克，绵萆薢10克，生甘草3克。

【用法】每日1剂，水煎2次，分早、晚2次温服。

【功效】健脾补肾，化湿泄浊。

【主治】痛风性肾病（脾肾亏虚型）。

【来源】当代医学，2012，18（20）

❧· 桂枝芍药附子汤 ·❧

【组成】桂枝（去皮）15克，芍药20克，麻黄9克，防风12克，炮附子9克，忍冬藤30克，薏苡仁30克，土茯苓30克，泽泻20克，苍术15克，炙甘草12克。

【用法】每日1剂，水煎分早、晚2次服。

【功效】温阳散寒，除湿止痛。

【主治】痛风性肾病（风寒湿痹型）。

【来源】中国中医基础医学杂志，2012，18（7）

四妙散合白虎桂枝汤

【组成】苍术25克，黄柏15克，怀牛膝25克，生薏米30克，知母20克，石膏30克，桂枝20克，金银花20克，连翘15克，蒲公英15克，土茯苓20克，虎杖15克，甘草10克。

【用法】每日1剂，水煎分早、晚2次服。

【功效】清热祛风，通络利湿。

【主治】痛风性肾病（风湿热痹型）。

【来源】中国中医基础医学杂志，2012，18（7）

四妙丸合桃红四物汤加减方

【组成】苍术30克，黄柏15克，怀牛膝15克，生薏米30克，桃仁20克，红花20克，当归30克，川芎30克，赤芍20克，忍冬藤30克，虎杖15克，萆薢15克，泽泻20克，土茯苓20克，蒲公英15克，地龙15克。

【用法】每日1剂，水煎分早、晚2次服。

【功效】利湿化浊，活血通痹。

【主治】痛风性肾病（湿阻血瘀型）。

【来源】中国中医基础医学杂志，2012，18（7）

四妙汤加桃红四物汤

【组成】当归12克，生地12克，白芍12克，川芎12克，桃仁10克，红花10克，苍术10克，川柏12克，川牛膝12克，威灵仙15克，绵茵陈15克。

【用法】每日1剂，水煎分2次服。

【功效】清热利湿活血，通淋排石。

【主治】痛风性肾病急性期（湿热痹痛型）。

【来源】江苏中医药，2011，43（5）

❧·当归拈痛汤加减方1·❧

【组成】羌活15克，萆薢15克，丹参10克，白术10克，苍术10克，当归9克，茵陈蒿15克，苦参6克，生大黄8克，虎杖20克，猪苓9克，泽泻9克，甘草6克。

【用法】每日1剂，水煎分2次温服。

【功效】清热利湿，解毒透邪。

【主治】痛风性肾病（湿热阻络型）。

【来源】中医药导报，2012，18（9）

❧·当归拈痛汤加减方2·❧

【组成】虎杖20克，羌活、甘草、萆薢、茵陈蒿各15克，防风、苍术、白术、知母、丹参各10克，当归、泽泻、猪苓各9克，生大黄8克，葛根、人参、苦参各6克，升麻3克。

【用法】每日1剂，水煎分2次服。

【功效】清热利湿，通络止痛。

【主治】痛风性肾病（湿热阻络型）。

【来源】内蒙古中医药，2017，36（24）

❧·当归拈痛汤加减方3·❧

【组成】羌活、甘草、茵陈（酒炒）各25克，猪苓、防风、苍术、当归身、知母（酒洗）、泽泻各15克，葛根、人参、苦参（酒浸）各10克，升麻、白术、黄芩（炒）各5克。

【用法】每日1剂，水煎分服。7剂为1个疗程，连续服用1~2个疗程。

【功效】清热利湿，通络止痛。

【主治】痛风性肾病（湿热阻络型）。

【来源】智慧健康，2018，4（19）

～・ 当归拈痛汤加减方4 ・～

【组成】羌活、萆薢、甘草、茵陈各15克，丹参、白术、苍术、防风、泽泻各10克，当归、苦参、生大黄、虎杖各8克。

【用法】每日1剂，水煮取汁400毫升，分早、晚2次温服，每次200毫升。连服1个月。

【功效】通络止痛，清热利湿。

【主治】痛风性肾病（湿热阻络型）。

【来源】深圳中西医结合杂志，2020，30（5）

～・ 当归拈痛汤加减方5 ・～

【组成】羌活15克，丹参10克，萆薢15克，苍术10克，白术10克，茵陈蒿15克，当归9克，生大黄8克，苦参6克，泽泻9克，猪苓9克，虎杖20克，甘草6克，防风9克。

【用法】每日1剂，水煎分早、晚2次温服，7天为1个疗程，共服用2个疗程。

【功效】清热祛风，利湿消肿，活血通络，除痹止痛。

【主治】痛风性肾病（湿热阻络型）。

【来源】亚太传统医药，2019，15（2）

～・ 自拟补肾健脾活血泄浊方 ・～

【组成】生黄芪20克，党参15克，当归12克，茯苓12克，山药20克，丹参15克，鸡血藤20克，黄柏6克，杜仲15克，淫羊藿

10克，川草薢15克，生薏苡仁30克，菟丝子10克。

【用法】每日1剂，水煎分早、晚2次服。

【功效】健脾补肾，活血泄浊。

【主治】痛风性肾病（脾肾两虚型）。

【来源】福建中医药，2012，43（4）

❦ 金匮肾气丸加减方 ❦

【组成】炮附子6克，熟地黄15克，山茱萸15克，肉桂10克，丹皮15克，炒山药20克，茯苓20克，黄芪30克，砂仁12克，党参20克，川芎15克，知母12克。

【用法】每日1剂，水煎分早、晚2次服。

【功效】益气养阴，化水行气。

【主治】痛风性肾病（气阴两虚、水湿内停型）。

【来源】云南中医学院学报，2012，35（6）

❦ 加味茵陈宣痹汤 ❦

【组成】粉防己10克，苍术12克，黄柏12克，牛膝15克，薏苡仁30克，土茯苓15克，茵陈15克，栀子10克，杏仁10克，蚕沙12克，滑石（包煎）15克，积雪草30克，赤芍药15克，地龙10克，姜黄12克，海桐皮15克。

【用法】每日1剂，慢火水煎30分钟，煎至500毫升，分2次口服。

【功效】利湿泄浊，宣络止痛。

【主治】痛风性肾病（湿热蕴结型）。

【来源】中国中医药现代远程教育，2014，12（18）

❧· 痛风克汤 ·❧

【组成】 黄芪30克，威灵仙15克，川牛膝15克，薏苡仁20克，地龙、杜仲、山茱萸、连翘、栀仁各10克。

【用法】 每日1剂，水煎分2次服。

【功效】 通络清热除湿，健脾益肾。

【主治】 痛风性肾病（瘀热阻络型）。

【来源】 中国地方病防治杂志，2014，29（S1）

❧· 加减四四二合方 ·❧

【组成】 苍术12克，黄柏12克，薏苡仁5克，川牛膝15克，桃仁9克，红花9克，丹参30克，茯苓12克，半夏12克，萆薢12克，土茯苓12克，大黄15克，甘草6克。

【用法】 上药经水煎浓缩后真空包装，每袋200毫升，每次口服1袋，每日2次。

【功效】 清热化湿，化瘀祛痰。

【主治】 痛风性肾病（湿热痰浊、瘀血内阻型）。

【来源】 中国实验方剂学杂志，2011，17（16）

❧· 健脾益肾泄浊化瘀方 ·❧

【组成】 生地黄、山药、丹参各20克，山茱萸、茯苓、泽泻、丹皮、鸡血藤、苍术、泽兰、白术、党参、益母草、牛膝、桑寄生、土茯苓、茵陈蒿、淫羊藿各15克，甘草6克。

【用法】 每日1剂，水煎分早、晚2次服。

【功效】 健脾益肾，泄浊化瘀。

【主治】 痛风性肾病。

【来源】 当代医学，2011，17（22）

健脾益肾、祛湿通络方

【组成】制附片（先煎）10克，干姜12克，白术20克，苍术15克，人参（另炖）10克，薏苡仁30克，淫羊藿15克，巴戟天15克，肉苁蓉20克，黄芪20克，威灵仙15克，土茯苓30克，鸡血藤30克，鬼箭羽15克，猫爪草15克。

【用法】每日1剂，水煎分2次口服，每次200毫升。

【功效】健脾益肾，祛湿通络。

【主治】痛风性肾病（肾虚脾弱、痰瘀阻滞型）。

【来源】江苏中医药，2011，43（9）

自拟清热利湿补肾方

【组成】薏苡仁30克，苍术10克，茯苓10克，萆薢10克，益母草10克，丹参20克，川芎10克，熟地15克，山茱萸15克，桑寄生10克，牛膝10克。

【用法】每日1剂，水煎分早、晚2次温服。

【功效】清热化湿，补肾益气。

【主治】痛风性肾病（湿热内蕴、肾气亏虚型）。

【来源】中医临床研究，2011，3（18）

益肾清利泄浊方

【组成】党参20克，黄芪30克，茯苓15克，土茯苓30克，萆薢15克，蚕沙（包煎）30克，泽泻10克，苍术10克，玉米须20克，丹参15克，当归12克，大黄15克。

【用法】每日1剂，煎煮2次，混匀后分早、晚2次服用。

【功效】益肾，清利，泄浊。

【主治】痛风性肾病（脾肾不足、湿热内蕴、痰瘀阻络型）。

【来源】南京中医药大学学报，2011，27（6）

·· 健脾补肾泄浊方 ··

【组成】黄芪30克，党参30克，熟地15克，怀山药15克，山茱萸15克，玉米须30克，大黄10克，淫羊藿15克，黄精15克，土茯苓30克，薏苡仁30克，白术10克，川草薢30克。

【用法】每日1剂，水煎分2次服。

【功效】健脾补肾，化湿泄浊。

【主治】痛风性肾病（脾肾亏虚、湿浊内阻型）。

【来源】江苏中医药，2010，42（7）

·· 自拟益肾清利和络方 ··

【组成】生黄芪30克，太子参15克，土茯苓30克，草薢30克，百合10克，桃仁10克，白花蛇舌草30克，威灵仙10克，薏苡仁15克，玉米须15克，甘草5克。

【用法】每日1剂，煎煮2次，共取药液400毫升，混匀后分早、晚2次服。

【功效】益气养阴，活血化瘀，清热利浊。

【主治】痛风性肾病（气阴两虚，湿热、痰浊、瘀血阻滞型）。

【来源】江苏中医药，2010，42（8）

·· 自拟痛风汤1 ··

【组成】秦艽15克，威灵仙15克，杜仲10克，黄芪30克，山茱萸10克，薏苡仁20克，茵陈15克，生大黄8克，虎杖20克，地龙12克，山慈菇5克，鸡内金15克，川牛膝15克。

【用法】每日1剂，水煎分2次温服。

【功效】清热祛湿，通络止痛。

【主治】痛风性肾病（湿热瘀滞型）。

【来源】中国中医急症，2013，22（12）

❦ · 自拟痛风汤2 · ❧

【组成】土茯苓30克，薏苡仁30克，萆薢30克，秦艽15克，威灵仙20克，杜仲25克，川牛膝10克，山萸肉25克，黄芪30克，熟地15克，地龙10克，丹参15克。

【用法】每日1剂，水煎分2次服。

【功效】祛湿降浊，健脾补肾，宣痹止痛。

【主治】痛风性肾病（肝肾不足、湿浊瘀血阻络型）。

【来源】医药产业资讯，2006，3（5）

❦ · 自拟健脾益肾泄浊活血方 · ❧

【组成】土茯苓30克，萆薢30克，蚕沙（包煎）30克，薏苡仁30克，生大黄10克，泽泻10克，黄柏6克，牡丹皮10克，苍术9克，厚朴10克，白术10克，牛膝15克，甘草5克。

【用法】每日1剂，水煎取汁400毫升，分2次服用。

【功效】健脾益肾，利湿泄浊，活血化瘀。

【主治】痛风性肾病合并慢性肾衰竭（脾肾不足、湿浊瘀阻型）。

【来源】福建中医药，2013，44（4）

❦ · 玉肾露加减 · ❧

【组成】黄芪30克，太子参20克，白术15克，枸杞子10克，泽兰15克，菟丝子15克，山萸肉20克，丹参10克，金樱子15克。

【用法】每日1剂，水煎2次，药液混匀后分3次口服。

【功效】补肾健脾，化湿祛瘀通络。

【主治】痛风性肾病稳定期（脾肾两虚、湿邪内蕴、瘀血阻络型）。

【来源】远方教授治疗痛风性肾病辨证思路及临床经验总结，辽宁中医药大学（硕士学位论文），2013

·· 自拟益肾降浊化瘀方 ··

【组成】黄芪20克，太子参20克，砂仁10克，白术15克，茯苓20克，菟丝子20克，枸杞子15克，佩兰15克，泽泻10克，丹参15克，地龙15克，鳖甲（先煎）25克，大黄（后下）5克。

【用法】每日1剂，水煎2次，药液混匀后分3次口服。

【功效】补肾健脾，降浊化瘀通络。

【主治】痛风性肾病中后期（脾肾两虚、湿邪毒邪内蕴、瘀阻肾络）。

【来源】远方教授治疗痛风性肾病辨证思路及临床经验总结，辽宁中医药大学（硕士学位论文），2013

·· 上中下痛风要方 ··

【组成】黄柏15克，苍术15克，胆南星15克，桂枝10克，防己15克，威灵仙15克，桃仁15克，红花15克，龙胆草10克，羌活15克，川芎15克，白术20克，神曲15克，萆薢15克，牛膝15克，秦艽15克，薏苡仁20克，土茯苓40克，炙川乌（先煎）10克。

【用法】每日1剂，水煎2次，药液混匀后分2次口服。

【功效】活血通络，清热除湿，祛风止痛。

【主治】痛风性肾病。

【来源】实用中医内科杂志，2012，26（4）

～·八正散加减方1·～

【组成】车前子（包煎）15克，瞿麦10克，萹蓄10克，滑石（包煎）10克，山栀6克，大黄6克，石韦15克，金钱草15克，海金沙（包煎）15克，鸡内金10克，薏苡仁15克，玉米须15克，甘草6克。

【用法】上药经水煎浓缩后真空包装，每袋200毫升，每次口服1袋，每日2次。

【功效】清利湿热，活血通络。

【主治】痛风性肾病。

【来源】国医论坛，2006，21（4）

～·八正散加减方2·～

【组成】瞿麦15克，萹蓄15克，车前草20克，山栀10克，滑石（包煎）12克，甘草6克，大黄6克，土茯苓15克，萆薢20克。

【用法】每日1剂，水煎分2次服。

【功效】清热通淋。

【主治】痛风性肾病（湿热伤肾型）。

【来源】《痛风》

～·加味地黄汤1·～

【组成】生地黄30克，怀山药15克，山萸肉15克，丹皮10克，土茯苓30克，泽泻15克，秦艽15克，玉米须30克，金钱草30克，豨莶草15克，海桐皮10克，怀牛膝15克。

【用法】每日1剂，水煎分2次服。

【功效】补肾固本，祛湿泄浊。

【主治】痛风性肾病。

【来源】中国康复理论与实践，2005，11（9）

加味地黄汤2

【组成】熟地18克，山萸肉12克，山药12克，丹皮9克，茯苓9克，泽泻9克，柴胡6克，蔓荆子6克，元参9克，甘草6克。

【用法】每日1剂，水煎2次，混匀后分3次口服。

【功效】清热利湿，活血通络。

【主治】痛风性肾病（湿热内蕴、瘀血阻络型）。

【来源】中国实用医药，2012，7（33）

化湿泄浊祛瘀方

【组成】土茯苓、川萆薢、生薏仁、车前草各30克，苍术、丹参、川五加皮各15克，黄柏、川牛膝各12克，川木瓜20克，土鳖虫6克，延胡索9克。

【用法】每日1剂，水煎去渣服用，每日2次。

【功效】化湿，泄浊，祛瘀。

【主治】痛风性肾病（湿浊内蕴、瘀血阻络型）。

【来源】成都中医药大学学报，2000，23（2）

温脾汤合真武汤加减方

【组成】熟附子（先煎）10克，生大黄（后下）10克，姜半夏12克，厚朴10克，白芍12克，苏叶10克，党参15克，白术12克，茯苓10克，陈皮10克。

【用法】每日1剂，水煎分2次服。

【功效】温阳泄浊，补益脾肾。

【主治】痛风性肾病缓解期（脾肾阳虚、浊瘀阻滞型）。

【来源】江苏中医药，2011，43（5）

❧ · 芪灵痛风汤 · ❧

【组成】黄芪50克，防风35克，山萸肉30克，秦艽20克，黄柏20克，苍术20克，桂枝20克，威灵仙20克，桃仁15克，红花15克，龙胆草15克，羌活15克，白芷20克，川芎15克，神曲30克，豨莶草30克，青风藤30克，海风藤30克，牛膝20克，地龙30克，伸筋草30克，胆南星30克。

【用法】上药经水煎浓缩后真空包装，每袋150毫升，每次口服1袋，每日早、晚分服。

【功效】补脾养肾，祛风除湿，活血化瘀。

【主治】痛风性肾病（脾虚肾弱、湿热浊瘀阻滞型）。

【来源】芪灵痛风汤治疗痛风性肾病的临床研究，黑龙江省中医研究院（硕士学位论文），2011

❧ · 清热化湿通络方 · ❧

【组成】生薏苡仁30克，苍术15克，生大黄6克，茯苓30克，萆薢10克，丹参30克，红花6克，川芎6克，益母草30克，鸡内金10克。

【用法】每日1剂，水煎分2次服用，3个月为1个疗程。

【功效】清热化湿，活血通络。

【主治】痛风性肾病（湿热内蕴、肾络瘀阻型）。

【来源】光明中医，2010，25（11）

❧ · 伸秦颗粒合六味地黄丸 · ❧

【组成】①伸秦颗粒：伸筋草颗粒30克，秦皮颗粒30克，车前子颗粒30克，陈皮颗粒6克。②六味地黄丸：熟地24克，山药12克，山茱萸12克，丹皮9克，泽泻9克，茯苓9克。

【用法】①伸秦颗粒：开水冲服，每日服用2次。②六味地黄丸：每日1剂，水煎分2次服，连服30天。

【功效】清热燥湿，祛风通络，护肾利尿。

【主治】痛风性肾病（湿热阻络、肾气亏虚型）。

【来源】湖北中医杂志，2010，32（9）

ᴖ·痛风汤剂·ᴖ

【组成】土茯苓30克，萆薢30克，山慈菇15克，百合10克，丹参30克，鸡血藤30克，黄精10克，炙甘草10克。

【用法】每日1剂，水煎分2次服。

【功效】健脾补肾，活血排毒。

【主治】痛风性肾病（脾肾两虚、浊瘀内停型）。

【来源】吉林中医药，2009，29（12）

ᴖ·健脾益肾、利湿泄浊方·ᴖ

【组成】黄芪30克，党参20克，白术15克，枸杞子15克，山萸肉10克，薏苡仁30克，土茯苓30克，川萆薢30克，牛膝15克，当归10克，虎杖20克，丹参30克。

【用法】上药经水煎浓缩后真空包装，每袋200毫升，每次口服1袋，每日2次。

【功效】健脾益肾，利湿泄浊。

【主治】痛风性肾病（脾肾亏虚、浊邪内阻型）。

【来源】中国中西医结合肾病杂志，2009，10（9）

ᗢᗢ · 四金承气汤加味 · ᗣᗣ

【**组成**】鸡内金18~25克，海金沙（包煎）15克，金钱草12~15克，金银花12克，栀子9~12克，大黄（后下）6~12克，川厚朴9克，枳实9克，瓜蒌仁12~18克，核桃仁20~30克，黄芪20~30克，甘草6克。

【**用法**】每日1剂，水煎2次取汁约600毫升，分2次服，病情严重者，每日可增加0.5~1剂。

【**功效**】化石清热，理气润下。

【**主治**】痛风性肾病。

【**来源**】成都中医药大学学报，2009，32（3）

ᗢᗢ · 清利瘀结方剂 · ᗣᗣ

【**组成**】牛膝15克，黄柏12克，苍术15克，薏苡仁20克，土茯苓20克，萆薢15克，地龙12克，桃仁12克，红花12克，泽兰15克，车前子（包煎）15克。

【**用法**】每日1剂，水煎分2次服。

【**功效**】清热，利湿，活血，化瘀，通络。

【**主治**】痛风性肾病（湿热瘀结型）。

【**来源**】中医杂志，2008，49（12）

ᗢᗢ · 温肾化毒合剂 · ᗣᗣ

【**组成**】附子（先煎）30克，黄芪30克，鬼箭羽30克，土茯苓30克，水蛭10克，甘草10克。

【**用法**】每日1剂，水煎分2次服。

【**功效**】温肾化毒和络。

【**主治**】痛风性肾病（脾肾阳虚、水湿内停化毒型）。

【来源】中医药信息，2008，25（4）

·痛风排毒汤·

【组成】土茯苓60克，生薏苡仁、萆薢、虎杖各30克，泽泻、百合、赤芍各15克，生地20克，炙土鳖虫10克，生甘草5克。

【用法】每日1剂，水煎分2次服。

【功效】清热利湿泄浊，活血化瘀止痛，益肾养肝健脾。

【主治】痛风性肾病（肝肾不足、湿浊瘀血阻络型）。

【来源】山西中医，2008（5）

培土固元逐瘀泄浊方

【组成】生黄芪20克，党参15克，生薏苡仁30克，枸杞子20克，菟丝子20克，泽泻15克，茯苓30克，丹参30克，萆薢20克，生大黄10克。

【用法】每日1剂，水煎分2次服，28天为1个疗程，连服1个疗程。

【功效】培土固元，逐瘀泄浊。

【主治】痛风性肾病（脾肾亏虚、气虚血凝、痰浊瘀互结型）。

【来源】福建中医药，2008（2）

·痛风克汤·

【组成】黄芪30克，旱莲草10克，山茱萸10克，杜仲10克，栀仁10克，连翘12克，地龙10克，土茯苓15克，蚕沙（包煎）10克，薏苡仁20克，萆薢10克，川牛膝15克，威灵仙15克，山慈菇6克。

【用法】每日1剂，水煎分2次服，每次150毫升。

【功效】清热除湿通络，健脾益肾。

【主治】痛风性肾病（瘀热阻络型）。

【来源】中国中西医结合肾病杂志，2008，9（1）

❧·六味地黄汤加减方1·❧

【组成】生地15克，山茱萸10克，茯苓10克，泽泻10克，黄芪15克，丹参15克，益母草15克，桑寄生15克，秦艽20克。

【用法】每日1剂，水煎分2次服，20天为1个疗程，休息5天后继续下一个疗程，一般服用2~3个疗程。

【功效】补肾益气，活血利尿。

【主治】痛风性肾病伴慢性肾功能不全（肾阴不足、气虚血凝型）。

【来源】中医杂志，1987（5）

❧·六味地黄汤加减方2·❧

【组成】熟地黄15克，山茱萸12克，怀山药15克，泽泻10克，牡丹皮10克，茯苓12克，杜仲15克，桑寄生15克，狗脊10克，牛膝12克，续断12克。

【用法】每日1剂，水煎分2次服。

【功效】滋补肝肾，养阴生津。

【主治】痛风肾病（肝肾阴虚型）。

【来源】《痛风防治170问》

❧·补肾痛风汤·❧

【组成】枸杞子20克，丹参30克，茯苓30克，生黄芪20克，生薏苡仁30克，党参18克，独活12克，苍术12克，泽泻15克，当归10克，威灵仙18克，杜仲20克，菟丝子20克，桂枝12克，黄柏10克。

【用法】每日1剂，15天为1个疗程，连用4个疗程观察疗效。

【功效】补肾健脾，泄浊通络。

【主治】痛风性肾病（脾肾亏虚、气虚血凝型）。

【来源】现代中西医结合杂志，2004，13（7）

❧· 自拟泄浊化瘀行气利水汤 ·❧

【组成】土茯苓30克，萆薢20克，苍术12克，丹参30克，焦山楂30克，大腹皮15克，桑白皮15克，茯苓皮15克，车前子（包煎）30克，生薏苡仁30克。

【用法】每日1剂，水煎分2次口服。

【功效】泄浊化瘀，行气利水。

【主治】痛风性肾病（肾虚脾弱、痰浊阻络型）。

【来源】现代中西医结合杂志，2003，12（12）

❧· 益肾行瘀化湿方 ·❧

【组成】生黄芪20~30克，丹参10~15克，淫羊藿6~10克，薏苡仁25~30克，桑枝30克，晚蚕沙（包煎）20克，秦艽6~10克，益母草15~30克。

【用法】每日1剂，水煎2次，药液混匀后上、下午分服。

【功效】益肾行瘀化湿。

【主治】痛风性肾病（肾气不足、肾络痹阻型）。

【来源】浙江中医杂志，1994（2）

❧· 益肾蠲痹方 ·❧

【组成】杜仲15克，生黄芪24克，当归12克，女贞子12克，山萸肉12克，山药12克，枸杞子15克，旱莲草15克，白花蛇舌草15

克，川牛膝18克，土茯苓12克，桂枝10克，川芎15克，瞿麦15克。

【用法】每日1剂，水煎分2次服，2个月为1个疗程。

【功效】补肾祛瘀，蠲痹通络。

【主治】痛风性肾病。

【来源】中医正骨，2004，16（10）

三妙丸合拈痛汤加减方

【组成】黄柏12克，苍术12克，川牛膝15克，当归12克，羌活12克，苦参12克，葛根20克，防风10克，知母15克，泽泻12克，猪苓12克，茵陈20克，黄芩12克，生甘草6克。

【用法】每日1剂，水煎分2次服。

【功效】清热化湿，祛风止痛。

【主治】痛风性肾病（湿热阻络证）。

【来源】《痛风》

益气养阴清热利水汤

【组成】生地黄18克，云茯苓15克，女贞子15克，忍冬藤15克，川萆薢30克，牡丹皮12克，山萸肉12克，金钱草12克，黄芪20克，白茅根25克。

【用法】每日1剂，水煎分服，3周为1个疗程。

【功效】益气养阴，清热利水。

【主治】痛风性肾病（气阴两虚、痰湿阻滞型）。

【来源】《痛风防治实效方》

肾病康

【组成】太子参15克，生地黄15克，忍冬藤15克，丹参15

克，生黄芪30克，白花蛇舌草30克，山萸肉10克，茯苓12克。

【用法】每日1剂，水煎分服，60天为1个疗程。

【功效】补肾健脾，清热解毒。

【主治】痛风性肾病（脾肾两虚、湿毒阻滞型）。

【来源】《痛风防治实效方》

❦ · 王自敏经验方1 · ❧

【组成】黄芪30克，党参片15克，白术15克，生山药15克，生薏苡仁15克，茯苓15克，泽泻10克，鸡内金20克，土茯苓10克，萆薢10克，丹参15克，鸡血藤30克，木瓜12克，威灵仙12克，白茅根30克，甘草片6克。

【用法】每日1剂，水煎早、晚饭前温服。

【功效】益气健脾，化湿利水。

【主治】痛风性肾病（脾肾气虚、水湿内滞型）。

【来源】中医研究，2019，32（11）

❦ · 王自敏经验方2 · ❧

【组成】党参15克，白术12克，生山药15克，土茯苓20克，萆薢15克，茯苓皮30克，泽泻20克，玉米须30克，枸杞子20克，莲子20克，薏苡仁30克，鸡内金10克，鸡血藤30克，白茅根30克。

【用法】每日1剂，水煎分2次服。

【功效】益气健脾，化湿利水。

【主治】痛风性肾病。

【来源】《王自敏肾病临证医集》

中下通用痛风方加减

【组成】黄柏15克，苍术15克，天南星15克，桂枝15克，汉防己15克，威灵仙20克，桃仁15克，红花15克，龙胆草10克，黄芩15克，羌活15克，白芷20克，川芎20克，神曲20克，秦艽20克，牛膝15克，白术15克。

【用法】每日1剂，水煎分早、晚2次服。

【功效】祛风除湿，化痰通络。

【主治】痛风性肾病（风痰入络、痰瘀内阻型）。

【来源】黑龙江中医药，2016，45（4）

参芪地黄汤合解毒活血汤加减

【组成】黄芪30克，党参20克，生地20克，熟地20克，山茱萸20克，山药20克，茯苓15克，牡丹皮15克，泽泻15克，生薏苡仁20克，土茯苓50克，葛根20克，牛膝15克，芦巴子25克，巴戟天20克，枸杞子20克，丹参20克，赤芍20克，当归20克，川芎15克，草果仁10克。

【用法】每日1剂，水煎分早、晚2次服。

【功效】益气健脾补肾，化浊解毒活血。

【主治】痛风性肾病（脾肾虚衰、湿浊瘀血型）。

【来源】黑龙江中医药，2016，45（4）

排酸护肾汤加减

【组成】熟地黄10克，山药10克，茯苓30克，郁金10克，女贞子20克，鸡内金10克，海金沙（包煎）30克，金钱草30克，滑石粉（包煎）30克，鱼腥草30克。

【用法】每日1剂，水煎分早、晚2次服。

【功效】健脾益肾，排毒通络。

【主治】痛风性肾病（脾肾亏虚、浊毒内阻型）。

【来源】湖南中医杂志，2018，34（3）

右归丸、独活寄生丸加减

【组成】鹿角10克，制附子（先煎）10克，肉桂6克，杜仲15克，桑寄生30克，熟地黄15克，党参15克，黄芪15克，山药15克，当归10克，白芍15克，羌活10克，独活10克，茯苓15克，泽泻15克。

【用法】每日1剂，水煎分2次服。

【功效】温养脾肾，升清降浊。

【主治】痛风性肾病（脾肾阳虚型）。

【来源】《痛风中西医特色疗法》

六味地黄丸合四物汤加减

【组成】生地黄20克，当归10克，白芍15克，山茱萸10克，山药15克，茯苓15克，泽泻15克，牡丹皮10克，川芎10克。

【用法】每日1剂，水煎分2次服。

【功效】滋养肝肾，升清降浊。

【主治】痛风性肾病（肝肾阴虚型）。

【来源】《痛风中西医特色疗法》

鸡鸣散加减

【组成】生姜10克，吴茱萸10克，槟榔10克，陈皮6克，紫苏叶10克，木瓜15克，桔梗6克。

【用法】每日1剂，水煎分2次服。

【功效】温化降浊。

【主治】痛风性肾病（寒湿痹痛型）。

【来源】《痛风中西医特色疗法》

·当归拈痛汤合三妙丸·

【组成】羌活10克，升麻10克，葛根15克，苍术15克，黄柏10克，黄芩10克，知母10克，茵陈20克，忍冬藤30克，泽泻15克，土茯苓20克，牛膝15克，当归10克，赤芍15克，生甘草6克。

【用法】每日1剂，水煎分2次服。

【功效】清宣降浊。

【主治】痛风性肾病（湿热痹痛型）。

【来源】《痛风中西医特色疗法》

·陈以平经验方1·

【组成】黄芪60克，薏苡仁30克，土茯苓30克，苍术15克，白术15克，川朴9克，石韦30克，枸杞子20克，淫羊藿15克，当归12克，肉苁蓉15克，仙茅15克，山药15克，丹皮12克，益母草30克，佛手9克，莲子肉15克，砂仁3克，莱菔子9克，车前子（包煎）30克。

【用法】每日1剂，水煎分2次服。

【功效】利湿消肿活血。

【主治】痛风性肾病。

【来源】《陈以平肾病治验传薪与临床研究》

·陈以平经验方2·

【组成】熟地12克，山茱萸15克，黄芪45克，川断15克，狗脊15克，土茯苓30克，丹皮12克，桃仁12克，红花10克，当归12克，首乌15克，虎杖30克，黄精20克，党参30克，丹参30克，制大黄15克。

【用法】每日1剂，水煎分2次服。

【功效】补益肝肾，活血祛瘀。

【主治】痛风性肾病。

【来源】《陈以平肾病治验传薪与临床研究》

·陈以平经验方3·

【组成】熟地15克，山茱萸15克，粉萆薢30克，桃仁15克，红花6克，当归15克，党参30克，丹参30克，黄精15克，首乌20克，虎杖30克，制大黄15克，黄芪30克，玉米须30克。

【用法】每日1剂，水煎分2次服。

【功效】补益肝肾。

【主治】痛风性肾病。

【来源】《陈以平肾病治验传薪与临床研究》

·陈以平经验方4·

【组成】土茯苓30克，熟地15克，山茱萸15克，萆薢30克，桃仁15克，红花6克，当归15克，党参30克，丹参30克，黄精15克，首乌20克，虎杖30克，制大黄15克。

【用法】每日1剂，水煎分2次服。

【功效】淡渗利湿，活血通络。

【主治】痛风性肾病。

【来源】《陈以平肾病治验传薪与临床研究》

陈以平经验方5

【组成】黄芪60克，薏苡仁30克，土茯苓30克，石韦30克，枸杞子20克，苍术15克，白术15克，仙茅15克，莲子肉15克，当归12克，川厚朴9克，佛手9克，黄精15克，制大黄15克，砂仁3克。

【用法】每日1剂，水煎分2次服。

【功效】培补脾肾，运化水湿。

【主治】痛风性肾病（脾肾亏虚型）。

【来源】《名老中医话肾脏疾病》

杜雨茂救肾达邪二号方

【组成】生地黄15克，女贞子15克，淫羊藿15克，黄芪45克，炒白术12克，泽泻12克，怀牛膝15克，柴胡15克，黄芩12克，积雪草30克，丹参20克，川芎12克，莪术12克，大黄（后下）10克，红花10克，制附子（先煎）8克，当归15克，虎杖12克。

【用法】每日1剂，水煎分2次服。

【功效】益肾健脾，疏调气机，达邪降浊。

【主治】痛风性肾病（脾肾亏虚型）。

【来源】《杜雨茂奇难病临证指要》

消风蠲痛汤

【组成】萹蓄30克，瞿麦30克，车前草20克，苍术12克，黄芩12克，泽泻12克，威灵仙12克，萆薢18克，丹参20克，莪术12克，延胡索12克，怀牛膝12克，生地黄15克，炒白术12克，制附子（先煎）8克，桂枝8克，当归15克，大黄（后下）8克。

【用法】每日1剂，水煎分2次服。

【功效】清利湿热，通络止痛，温肾健脾，摄精降浊。

【主治】痛风性肾病。

【来源】《杜雨茂奇难病临证指要》

❧· 时振声经验方 ·❧

【组成】太子参30克，女贞子30克，牛膝30克，土茯苓30克，生黄芪20克，黄柏20克，墨旱莲10克，焦山楂10克，丹参10克，蚕沙（包煎）10克，苍术6克，鸡血藤10克，泽兰10克。

【用法】每日1剂，水煎分2次服。

【功效】益气滋肾，清热利湿。

【主治】痛风性肾病（气阴两虚型）。

【来源】《名老中医话肾脏疾病》

❧· 参芪地黄汤加减 ·❧

【组成】焦山楂30克，丹参30克，生侧柏30克，马鞭草30克，白花蛇舌草30克，太子参15克，生黄芪15克，茯苓15克，泽泻15克，桑寄生15克，石韦15克，生地黄10克，紫苏叶10克。

【用法】每日1剂，水煎分2次服。

【功效】气阴双补，利湿化瘀。

【主治】痛风性肾病（气阴两虚夹瘀夹湿型）。

【来源】《名老中医话肾脏疾病》

❧· 朱良春化瘀降浊汤 ·❧

【组成】土茯苓30克，草薢30克，生薏苡仁30克，泽泻30克，泽兰12克，桃仁12克，红花12克，全当归9克。

【用法】每日1剂，水煎分2次服。

【功效】活血化瘀，降泄浊毒。

【主治】痛风性肾病（浊毒瘀滞型）。

【来源】《名老中医话肾脏疾病》

∽· 邵朝弟经验方1 ·∽

【组成】党参15克，白术10克，茯苓15克，陈皮10克，淫羊藿15克，紫苏梗10克，萆薢15克，山药15克，车前子（包煎）15克，续断15克，薏苡仁30克，制大黄5克。

【用法】每日1剂，水煎分2次服。

【功效】健脾益肾，祛湿泄浊。

【主治】痛风性肾病（脾肾亏虚型）。

【来源】《邵朝弟肾病临证经验实录》

∽· 邵朝弟经验方2 ·∽

【组成】熟地黄15克，山茱萸15克，黄芪30克，茯苓15克，牡丹皮15克，白术15克，桃仁15克，红花10克，黄精15克，枸杞子15克，怀牛膝15克，益母草15克，制大黄5克。

【用法】每日1剂，水煎分2次服。

【功效】健脾益肾，养血活血。

【主治】痛风性肾病（脾肾亏虚、瘀血内阻型）。

【来源】《邵朝弟肾病临证经验实录》

∽· 肾复康 ·∽

【组成】太子参15克，生黄芪30克，熟地黄15克，山茱萸10克，茯苓12克，白花蛇舌草30克，鸡血藤30克，忍冬藤15克，丹参15克。

【用法】每日1剂，水煎分2次服，60天为1个疗程，连服2~3

个疗程。

【功效】健脾益肾，清热排浊，活血通络。

【主治】痛风性肾病（脾肾两虚、浊毒内蓄、瘀血湿热内结型）。

【来源】湖南中医学院学报，1997，17（3）

～· 补肾化湿通络汤 ·～

【组成】杜仲10克，川断10克，桑寄生30克，怀牛膝15克，党参20克，黄芪20克，萆薢10克，苍术10克，薏苡仁30克，车前子（包煎）20克，威灵仙15克，大黄10克，泽兰10克，桃仁10克，红花5克，川芎10克。

【用法】每日1剂，水煎服。每日饮水约2000毫升，30天为1个疗程，连服2个疗程。

【功效】补肾健脾，化湿泄浊，活血通络。

【主治】痛风性肾病（脾肾两虚、湿浊瘀血型）。

【来源】中国中西医结合肾病杂志，2004，5（10）

～· 济生肾气丸合参苓白术散加减方1 ·～

【组成】熟附子（先煎）6克，桂枝6克，川牛膝12克，车前子（包煎）15克，桔梗6克，砂仁6克，薏苡仁20克，甘草6克，党参12克，白术12克，山药12克，山萸肉12克，茯苓12克，熟地12克。

【用法】每日1剂，水煎分2次服。

【功效】温补脾肾，化气行水，兼以清热。

【主治】痛风性肾病好转期（脾肾亏虚、湿浊不化、夹有热象型）。

【来源】江苏中医药，2011，43（5）

济生肾气丸合参苓白术散加减方2

【组成】熟地25克，山茱萸15克，山药20克，茯苓20克，丹皮8克，泽泻15克，制附子（先煎）6克，桂枝6克，牛膝20克，车前仁（包煎）15克，党参20克，白术6克，桔梗5克，砂仁5克，薏苡仁20克，海金沙30克，金钱草30克，大黄15克，丹参30克，甘草5克。

【用法】每日1剂，水煎分2次服，3周为1个疗程，连服2个疗程后观察疗效。

【功效】温肾健脾，活血化瘀，清热利湿。

【主治】痛风性肾病（脾肾亏虚、湿热瘀结型）。

【来源】湖南中医杂志，1999，（1）

益肾健脾养肝汤

【组成】黄芪30~50克，枸杞子20克，白花蛇舌草30克，生地30克，丹参20克，白术15克，山药15克，杜仲30克，桂枝15克，桑枝15克，土茯苓20克，草薢15克，甘草10克。

【用法】每日1剂，将诸药清水浸泡30分钟后文火煎取250毫升，分早、晚2次温服，连服9周。

【功效】益肾健脾养肝，利湿泄浊。

【主治】痛风性肾病（脾、肝、肾虚弱，浊瘀互结型）。

【来源】双足与保健，2018，27（11）

身痛逐瘀汤加减方

【组成】桃仁10克，红花10克，当归12克，五灵脂（包煎）12克，制香附10克，川怀牛膝各12克，地龙10克，秦艽15克，羌活12克，乳香6克，炙甘草6克。

【用法】每日1剂，水煎分2次服。

【功效】活血化瘀，通络止痛。

【主治】痛风性肾病（痰瘀留注关节型）。

【来源】《痛风》

～·· 大补元煎加减方 ··～

【组成】生熟地各12克，山萸肉10克，山药15克，枸杞15克，杜仲15克，党参12克，黄芪15克，当归10克，砂仁6克，炙甘草6克。

【用法】每日1剂，水煎分2次服。

【功效】益气养阴。

【主治】痛风性肾病（气阴两虚型）。

【来源】《痛风》

～·· 温脾汤加减方 ··～

【组成】制大黄10克，制附片（先煎）10克，生姜3片，党参12克，甘草6克，黄连6克，竹茹12克，半夏12克。

【用法】每日1剂，水煎分2次服。

【功效】温补脾肾，通腑降浊。

【主治】痛风性肾病（脾肾衰败、湿浊壅盛型）。

【来源】《痛风》

～·· 三金排石汤加减 ··～

【组成】金钱草15克，海金沙（包煎）30克，鸡内金15克，茵陈15克，滑石（包煎）15克，菝葜10克，猪苓12克，茯苓12克，泽泻10克，白术12克。

【用法】每日1剂，水煎分2次服。

【功效】利尿通淋，排石镇痛。

【主治】痛风性肾病（湿热淋型）。

【来源】《痛风防治170问》

·保肾片·

（中成药）

【组成】何首乌、菟丝子、太子参、泽泻等。

【用法】口服，每日3次，每次3~5片。

【功效】维护肾元，培补肾气，调运脾胃，淡渗利水，和络泄浊。

【主治】痛风性肾病（早中期及气阴两虚型）。

【来源】《痛风》

·虫草肾康胶囊·

（中成药）

【组成】冬虫夏草、黄芪、丹参等。

【用法】口服，每日3~4次，每次4粒。

【功效】扶正益气固本，活血化瘀通络。

【主治】痛风性肾病慢性肾功能衰竭及慢性肾炎、肾病综合征。

【来源】《痛风》

·大黄䗪虫丸·

（中成药）

【组成】大黄，黄芩，甘草，桃仁，杏仁，芍药，干地黄，干漆，虻虫，水蛭，蛴螬，䗪虫。

【用法】每次3克，一日3次，温水送服。

【功效】活血化瘀，通经消癥。

【主治】痛风性肾病慢性肾功能衰竭夹瘀血证。

【来源】《痛风》

·～ 肾康降酸颗粒 ～·

（中成药）

【组成】生黄芪，山药，姜黄，大黄，土茯苓，威灵仙，丹参，泽兰，地龙，白花蛇舌草，薏苡仁，牛膝。

【用法】每袋3克，每次2袋，每日3次，餐后30分钟温开水送服。

【功效】补脾益肾，祛瘀化浊。

【主治】痛风性肾病（脾肾两虚、湿浊血瘀型）。

【来源】肾康降酸颗粒对痛风性肾病患者GAL/NAG及XOD的影响，黑龙江省中医研究院（硕士学位论文），2011

·～ 金匮肾气丸 ～·

（中成药）

【组成】制附子，桂枝，干地黄，山药，山茱萸，茯苓，泽泻，车前子，牡丹皮，牛膝。

【用法】口服，每次5克，每日2次，连服8周。

【功效】温补肾阳，化气行水。

【主治】痛风性肾病（脾肾阳虚证型）。

【来源】中华中医药学刊，2016，34（11）

·～ 尿毒清颗粒 ～·

（中成药）

【组成】大黄，黄芪，白术，制何首乌，川芎，丹参等。

【用法】每次5克，每日3次，温开水冲服。

【功效】健脾利湿，通腑降浊，活血化瘀。

【主治】痛风性肾病（脾肾亏虚、湿浊内阻型）。

【来源】中国实验方剂学杂志，2015，21（14）

⮜ · 护肾痛风泰颗粒 · ⮞

（中成药）

【组成】防风，土茯苓，山茱萸，熟地黄，秦艽，独活，威灵仙，蜈蚣，川萆薢，杜仲，地龙，葛根，薏苡仁，川牛膝，赤芍等。

【用法】每次20克，每日3次，温开水冲服。

【功效】利湿化浊，祛瘀止痛。

【主治】痛风性肾病（痰瘀痹阻型）。

【来源】深圳中西医结合杂志，2015，25（9）

⮜ · 肾衰宁胶囊 · ⮞

（中成药）

【组成】丹参，大黄，太子参，黄连，牛膝，半夏（制），红花，茯苓，陈皮，甘草。

【用法】口服，每次6粒，每日3次。

【功效】益气健脾，活血化瘀，通腑泄浊。

【主治】痛风性肾病。

【来源】中国中西医结合肾病杂志，2012，13（9）

⮜ · 痛风胶囊 · ⮞

（中成药）

【组成】土茯苓60克，萆薢15克，山慈菇、延胡索各10克。

【用法】口服，每次4粒，每日3次。

【功效】利湿化浊，解毒排毒。

【主治】痛风性肾病。

【来源】内蒙古中医药，2013，32（14）

～・ 芪灵降酸颗粒 ・～

（中成药）

【组成】生黄芪，威灵仙，山药，土茯苓，怀牛膝，丹参，泽兰，薏苡仁，大黄等。

【用法】每次5粒，每日3次，餐后半小时温开水送服。

【功效】补脾益肾，活血化湿。

【主治】痛风性肾病（脾肾亏虚、湿浊血瘀型）。

【来源】医学研究杂志，2009，38（3）

～・ 二子大黄胶囊 ・～

（中成药）

【组成】地肤子，制大黄，决明子等适量。

【用法】上药按制剂规范制成胶囊，每次2粒，每日3次，饭后温开水送服。

【功效】清热化湿，祛痰行瘀。

【主治】慢性痛风性肾病（湿浊痰瘀痹阻型）。

【来源】《痛风良方妙法》

～・ 经验方1 ・～

【组成】杜仲、山茱萸各15克，山药、茯苓、薏苡仁各20克，桑寄生、淫羊藿各12克，萆薢、车前子（包煎）、王不留行各10

克，白芥子15克，金钱草20克，丹参10克，甘草5克。

【用法】每日1剂，水煎分2次服。

【功效】温肾健脾，化痰降浊。

【主治】痛风性肾病（脾肾阳虚、阴寒内盛、痰浊凝聚型）。

【来源】湖北中医杂志，2009，31（11）

∽·经验方2·∾

【组成】黄芪20克，地龙10克，生地20克，石斛10克，知母10克，黄柏10克，川断10克，寄生10克，土茯苓10克，忍冬藤20克。

【用法】每日1剂，水煎分2次口服，1个月为1个疗程。

【功效】清热化湿，甘润通络。

【主治】痛风性肾病。

【来源】中国误诊学杂志，2007，21（3）

∽·经验方3·∾

【组成】熟地黄24克，山药12克，山茱萸12克，泽泻9克，土茯苓9克，牡丹皮9克，益智仁9克，草薢15克，蒲黄（包煎）15克，威灵仙15克，秦艽10克，黄柏15克，苍术15克，怀牛膝15克。

【用法】每日1剂，水煎分早、晚2次服。

【功效】健脾益肾，祛湿通络。

【主治】痛风性肾病（脾肾两虚、浊瘀互结型）。

【来源】江苏中医药，2014，46（11）

∽·经验方4·∾

【组成】黄芪30克，太子参20克，炒白术15克，山药15克，川黄连3克，干姜6克，紫花草20克，蒲公英20克，生地20克，车前子（包煎）15克，制大黄10克，淫羊藿15克，菟丝子10克，桃仁10克，红花10克，怀牛膝15克，厚朴6克，薏苡仁30克。

【用法】每日1剂，水煎分早、晚2次服，每次服用约200毫升。

【功效】健脾补肾，祛湿通络，降逆泄浊。

【主治】痛风性肾病（脾肾亏虚、湿浊留滞型）。

【来源】江西中医药，2017，48（3）

第二节 外用方

宋林萱中药灌肠方1

【组成】牡蛎30克，土茯苓30克，蒲公英30克，车前子（包煎）30克，金钱草15克，炙甘草15克，大黄15克，萆薢15克。

【用法】水煎至150毫升，每日对患者保留灌肠1次，连续治疗2个月。

【功效】清热利湿，降浊排毒。

【主治】痛风性肾病（湿热壅滞型）。

【来源】中国实用医药，2018，13（10）

宋林萱中药灌肠方2

【组成】土茯苓30克，蒲公英30克，牡蛎（先煎）30克，大黄15克，炙甘草15克，半夏15克，丹参15克，红花15克，厚朴10克，桃仁10克。

【用法】水煎至150毫升，每日对患者保留灌肠1次，连续治疗2个月。

【功效】活血化瘀，降浊排毒。

【主治】痛风性肾病（痰瘀互结型）。

【来源】中国实用医药，2018，13（10）

宋林萱中药灌肠方3

【组成】黄芪40克，蒲公英30克，土茯苓30克，牡蛎（先煎）30克，女贞子20克，炙甘草15克，大黄15克，沙参15克，金钱草15克，丹参15克。

【用法】水煎至150毫升，每日对患者保留灌肠1次，连续治疗2个月。

【功效】益气养阴，降浊排毒。

【主治】痛风性肾病（气阴两虚型）。

【来源】中国实用医药，2018，13（10）

宋林萱中药灌肠方4

【组成】黄芪40克，蒲公英30克，牡蛎（先煎）30克，金钱草20克，大黄15克，炙甘草15克，淫羊藿15克，白术15克，杜仲10克。

【用法】水煎至150毫升，每日对患者保留灌肠1次，连续治疗2个月。

【功效】补脾益肾，降浊排毒。

【主治】痛风性肾病（脾肾亏虚型）。

【来源】中国实用医药，2018，13（10）

大黄牡蛎汤灌肠方

【组成】生大黄30克，黄芪30克，煅牡蛎（先煎）30克，土茯苓30克。

【用法】水煎至100毫升，保留灌肠30分钟，每日1次，2周为1个疗程，共观察2个疗程。

【功效】通腑泄浊排毒。

【主治】痛风性肾病。

【来源】云南中医中药杂志，2017，38（7）

·自拟中药保留灌肠方·

【组成】生大黄30克，制附子（先煎）15克，煅牡蛎（先煎）50克，丹参30克，积雪草30克，土茯苓30克，蒲公英30克。

【用法】水煎至100毫升，保留灌肠30分钟以上，每日1次。

【功效】补肾固元，通腑泄浊，活血解毒。

【主治】痛风性肾病（脾肾两虚、邪浊内停型）。

【来源】河南中医，2013，33（10）

·薛喆自拟中药灌肠方1·

【组成】大黄15克，车前子（包煎）30克，牡蛎（先煎）30克，猫须草15克，蒲公英30克，土茯苓30克，萆薢15克，炙甘草15克。

【用法】水煎至150毫升，保留灌肠至少30分钟，每日1次。

【功效】清热解毒，利湿排浊，化痰散结。

【主治】痛风性肾病（湿热壅滞型）。

【来源】亚太传统医药，2017，13（1）

·薛喆自拟中药灌肠方2·

【组成】大黄15克，土茯苓30克，丹参15克，半夏15克，红花15克，桃仁10克，蒲公英30克，厚朴10克，牡蛎（先煎）30

克，炙甘草15克。

【用法】水煎至150毫升，保留灌肠至少30分钟，每日1次。

【功效】清热解毒，燥湿化痰，活血散结。

【主治】痛风性肾病（痰瘀互结型）。

【来源】亚太传统医药，2017，13（1）

薛喆自拟中药灌肠方3

【组成】猫须草15克，大黄15克，丹参15克，土茯苓30克，蒲公英30克，沙参15克，黄芪40克，牡蛎（先煎）30克，女贞子20克，炙甘草15克。

【用法】水煎至150毫升，保留灌肠至少30分钟，每日1次。

【功效】清热解毒，利湿排浊，益气养阴。

【主治】痛风性肾病（气阴两虚型）。

【来源】亚太传统医药，2017，13（1）

薛喆自拟中药灌肠方4

【组成】大黄15克，杜仲10克，淫羊藿15克，猫须草20克，蒲公英30克，白术15克，黄芪40克，牡蛎（先煎）30克，炙甘草15克。

【用法】水煎至150毫升，保留灌肠至少30分钟，每日1次。

【功效】清热解毒，利湿排浊，补肾健脾。

【主治】痛风性肾病（脾肾亏虚型）。

【来源】亚太传统医药，2017，13（1）

痛风肾灌肠方

【组成】煅牡蛎（先煎）50克，生大黄30克，积雪草30克，蒲公英30克，丹参30克，土茯苓30克，制附子（先煎）15克。

【用法】水煎取汁100毫升，保留灌肠至少30分钟，每日1次。

【功效】泄浊排毒。

【主治】痛风性肾病。

【来源】现代医学与健康研究，2019，3（18）

·　中药足浴方　·

【组成】熟地黄、当归各20克，黄芪、薏苡仁、益母草各30克，牛膝、地龙、丹参、川芎各15克，萆薢、土茯苓各40克，蚕沙（包煎）10克。

【用法】上药装入纱布袋，密封，煎煮约30分钟后，将药物及药液倒入足浴器中，再加足量热水浸泡，使水没过膝关节，待水温降至40℃，嘱患者将双下肢浸入药液中，治疗期间可适量加入温水以维持药液温度，以患者微汗出为度。全程用时40分钟，每日1次，30天为1个疗程。

【功效】化瘀通络，止痛，利水消肿。

【主治】痛风性肾病（脾肾亏虚、瘀浊阻络型）。

【来源】中国民间疗法，2012，20（4）

第三节　内外合治方

·　自拟痛风外洗方合内服木防己汤加减方　·

【组成】①自拟痛风外洗方：伸筋草60克，路路通60克，黄柏60克，土茯苓60克，黄芩30克，白鲜皮30克，地肤子30克。②木防己汤加减方：木防己、生地、丹皮、苍术、地龙各15克，萆薢20克，水蛭5克，刺五加、石膏（先煎）、车前草、薏苡仁、山慈菇各30克。

【用法】①自拟痛风外洗方：每日1剂，水煎反复外洗患处，待药物凉后再次将药水温热。②木防己汤加减方：每日1剂，水煎服。

【功效】清热利湿，祛瘀通络。

【主治】痛风性肾病（湿热瘀滞型）。

【来源】山西中医，2013，29（9）

瑶医药饼外敷联合加味茵陈宣痹汤内服

【组成】①瑶医药饼：断肠草、大黄、黄柏、两面针、宽筋藤、威灵仙、大钻、小钻、走马胎、透骨消等药各30克。②加味茵陈宣痹汤：粉防己10克，苍术12克，黄柏12克，牛膝15克，薏仁30克，土茯苓15克，茵陈15克，栀子10克，杏仁10克，蚕沙（包煎）12克，滑石（包煎）15克，积雪草30克，赤芍15克，地龙10克，姜黄12克，海桐皮15克。

【用法】①瑶医药饼：将上述药物研成极细末，用时取适量药末与蜂蜜调成糊状，均匀敷于关节表面（皮肤破溃处禁用），厚度为0.4厘米，外加敷料，时间1小时左右，每日1次，7天为1个疗程，隔日换药1次。②加味茵陈宣痹汤：以上药物慢火水煎30分钟，煎至500毫升，分2次服用。

【功效】清热利湿，活血化瘀，宣络止痛。

【主治】痛风性肾病（湿热蕴结型）。

【来源】现代中西医结合杂志，2013，22（10）

降酸除痹方联合耳穴埋籽

【组成】①降酸除痹方：生薏苡仁20克，佩兰15克，怀牛膝20克，秦艽15克，泽泻15克，威灵仙15克，土茯苓30克，广藿香20克，苍术20克，黄柏10克，鸡血藤20克，白茅根20克，大黄15克，煅牡蛎（先煎）30克，淡竹叶10克，杜仲20克，黄精20克，川芎15克，葛根15克。②耳穴埋籽：取肾、肾俞、肝、腰。

【用法】①降酸除痹方：每日1剂，水煎至300毫升，早、晚口服，每次150毫升。②耳穴埋籽：将王不留行籽固定在胶布贴上后，紧贴在所选取的穴位上，每日按捏10次左右，每次3~5分钟，每次4~5个穴位，一天1次。

【功效】补益肝肾，祛湿降浊，活血化瘀。

【主治】痛风性肾病（肝肾亏虚、湿热瘀血型）。

【来源】实用中医内科杂志，2019，33（9）

耳穴贴压配合固肾泄浊方

【组成】①固肾泄浊方：黄芪25克，党参15克，薏苡仁20克，草薢12克，白术15克，虎杖15克，枳壳12克，威灵仙12克，莱菔子12克，牛膝12克，甘草6克。②耳穴贴压：取内分泌、枕、脾、肾、输尿管、膀胱、内生殖器。

【用法】①固肾泄浊方：每日1剂，水煎取汁300毫升，早、晚分服，4周为1个疗程，共治疗2个疗程。②耳穴贴压：常规消毒后，将粘有王不留行籽的胶布对准耳穴贴敷好，然后稍加压力按压1~2分钟，嘱患者自行按压以加强刺激，每次按压使患者感到热、胀、微痛为度。单侧取穴，两耳轮换。每日3~5次，每次5分钟，每周治疗3次，4周为1个疗程，共治疗2个疗程。

【功效】补肾健脾，祛湿泄浊。

【主治】痛风性肾病（脾肾亏虚、湿浊阻络型）。

【来源】辽宁中医药大学学报，2013，15（4）

清热利湿法配合中药灌肠1

【组成】①清热利湿方：白马骨30克，薏苡仁30克，草薢15克，泽兰15克，猪苓15克，茯苓12克，白术15克，苍术10克，石菖蒲12克，陈皮12克，厚朴12克，香薷10克，黄芪20克，牛膝20克，桂枝15克。②中药灌肠方：大黄40克，槐花20克，白马骨20克，蒲公英30克，生牡蛎（先煎）30克。

【用法】①清热利湿方：水煎服，日1剂，药物煎汁约300毫升，分早、晚2次服。②中药灌肠方：水煎取药汁150毫升，冷却至37℃左右，过滤去渣，保留灌肠。灌肠后抬高臀部，保留时间1~2小时，每日灌肠1次，以日排便保持在2~3次为宜。

【功效】清热除湿，通络止痛，泄浊排毒。

【主治】痛风性肾病（湿热并重型）。

【来源】亚太传统医药，2018，14（8）

清热利湿法配合中药灌肠2

【组成】①清热利湿方：苍术8克，白马骨20克，草薢12克，薏苡仁30克，泽泻15克，茯苓15克，炙甘草15克，山慈菇15克，丹参10克，车前草10克，白术12克，甘草6克，仙鹤草15克，北沙参15克，银柴胡12克。②中药灌肠方：大黄30克，槐花30克，白马骨30克，蒲公英30克，丹参30克，生牡蛎（先煎）30克，巴戟天30克。

【用法】①清热利湿方：水煎服，日1剂，取汁约300毫升，分早、晚2次温服。②中药灌肠方：水煎取药汁150毫升，冷却至37℃左右，过滤去渣，保留灌肠。灌肠后抬高臀部，保留灌肠1~2小时，每日灌肠1次，以日排便保持在2~3次为宜。

【功效】清热除湿，通络止痛，泄浊排毒。

【主治】痛风性肾病（湿热蕴毒型）。

【来源】亚太传统医药，2018，14（8）

魏博自拟"肾舒宁"方联合"足浴Ⅰ号"

【组成】①肾舒宁：黄芪20克，白术20克，土茯苓30克，泽兰15克，熟大黄10克，炒杜仲15克，石莲子15克，覆盆子15克，墨旱莲15克，女贞子15克，秦皮15克，秦艽15克，甘草10克。②足浴Ⅰ号：川椒20克，红花20克，苍术20克，防风20克，细辛10克，羌活20克，独活20克，麻黄20克，桂枝20克，艾叶20克，透骨草20克，制附子（先煎）10克。

【用法】①肾舒宁：每日1剂，水煎2次，各取药汁约150毫升，混匀后分早、晚2次温服。②足浴Ⅰ号：每日1剂，水煎外用，药液量以没过双踝为宜，保持水温40℃，每日30分钟。

【功效】健脾化痰，益肝滋肾，化瘀通络。

【主治】痛风性肾病（肝肾阴虚兼瘀血阻络型）。

【来源】肾舒宁和足浴Ⅰ号治疗尿酸性肾病的临床观察，黑龙江中医药大学（硕士学位论文），2011